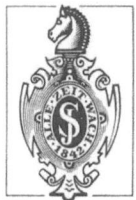

K. Bohndorf

MR-Tomographie des Skeletts und der peripheren Weichteile

Unter Mitarbeit
von G. Adam und A. Linden

Mit einem Geleitwort
von R. W. Günther

Mit 116 Abbildungen

Springer-Verlag
Berlin Heidelberg GmbH

Priv.-Doz. Dr. med. Klaus Bohndorf
Klinik für Radiologische Diagnostik
Klinikum der Rheinisch-Westfälischen Technischen Hochschule
Pauwelsstraße, W-5100 Aachen

Dr. med. Gert Adam
Klinik für Radiologische Diagnostik
Klinikum der Rheinisch-Westfälischen Technischen Hochschule
Pauwelsstraße, W-5100 Aachen

Dr. med. Alfred Linden
Institut für klinische und experimentelle Nuklearmedizin
der Universität Köln
Josef-Stelzmannstraße, W-5000 Köln 41

ISBN 978-3-642-87560-1   ISBN 978-3-642-87559-5 (eBook)
DOI 10.1007/978-3-642-87559-5

CIP-Titelaufnahme der Deutschen Bibliothek
MR-Tomographie des Skeletts und der peripheren Weichteile/K. Bohndorf. Unter Mitarb. von
G. Adam und A. Linden. Mit einem Geleitw. von R. W. Günther. - Berlin ; Heidelberg ; New
York ; London ; Paris ; Tokyo ; Hong Kong ; Barcelona : Springer, 1991
ISBN 978-3-642-87560-1 (Berlin ...)
ISBN 978-3-642-87560-1 (New York ...)
NE: Bohndorf, Klaus; Adam, Gerd; Linden, Alfred

Dieses Werk ist urheberrechtlich geschützt. Die dadurch begründeten Rechte, insbesondere die
der Übersetzung, des Nachdrucks, des Vortrags, der Entnahme von Abbildungen und Tabellen,
der Funksendung, der Mikroverfilmung oder der Vervielfältigung auf anderen Wegen und der
Speicherung in Datenverarbeitungsanlagen, bleiben, auch bei nur auszugsweiser Verwertung,
vorbehalten. Eine Vervielfältigung dieses Werkes oder von Teilen dieses Werkes ist auch im
Einzelfall nur in den Grenzen der gesetzlichen Bestimmungen des Urheberrechtsgesetzes der
Bundesrepublik Deutschland vom 9. September 1965 in der jeweils geltenden Fassung zulässig.
Sie ist grundsätzlich vergütungspflichtig, Zuwiderhandlungen unterliegen den Strafbestimmun-
gen des Urheberrechtsgesetzes.

© Springer-Verlag Berlin Heidelberg 1991
Ursprünglich erschienen bei Springer-Verlag Berlin Heidelberg New York 1991
Softcover reprint of the hardcover 1st edition 1991

Die Wiedergabe von Gebrauchsnamen, Handelsnamen, Warenbezeichnungen usw. in diesem
Werk berechtigt auch ohne besondere Kennzeichnung nicht zu der Annahme, daß solche
Namen im Sinne der Warenzeichen- und Markenschutz-Gesetzgebung als frei zu betrachten
wären und daher von jedermann benutzt werden dürften.

Produkthaftung: Für Angaben über Dosierungsanweisungen und Applikationsformen kann
vom Verlag keine Gewähr übernommen werden. Derartige Angaben müssen vom jeweiligen
Anwender im Einzelfall anhand anderer Literaturstellen auf ihre Richtigkeit überprüft werden.

Satzarbeiten: Appl, Wemding
21/3145-543210 - Gedruckt auf säurefreiem Papier

Geleitwort

Das Hineinwachsen der MR-Tomographie in die klinische Routine und die Entdeckung neuer Anwendungen vollziehen sich vor unseren Augen schrittweise und doch mit bemerkenswerter Schnelligkeit, ganz ähnlich wie bei der Entwicklung der Computertomographie. Hier wie dort stand zunächst die zerebrale und medulläre Diagnostik ganz im Vordergrund. Die systematische Prüfung der Methode in anderen Organbereichen, die virtuose Beherrschung des komplizierten Instrumentariums der Physik und der Technik eröffneten nach und nach weitere Möglichkeiten. Die Skelettdiagnostik ist dem Radiologen zwar wohl vertraut, dennoch bietet die MR-Tomographie hier Neues und Ergänzendes, zweifellos Besonderes aber auf dem Gebiet der Weichteildiagnostik. Aufgrund seines Interesses an der konventionellen Röntgendiagnostik bei Knochen- und Gelenkprozessen wandte sich Herr Bohndorf sehr frühzeitig der MR-Thematik zu und sammelte in Köln und Aachen Erfahrungen. Er hatte dabei das Glück, gewissermaßen mit dieser neuen Untersuchungstechnik aufzuwachsen und die neuen Möglichkeiten mit zu erkunden. Von diesen Erfahrungen aus erster Hand lebt das Buch; es faßt den derzeit erreichten Stand eines interessanten, bisher in dieser Form nicht behandelten Aspekts der sich ausweitenden MR-Diagnostik in prägnanter Form zusammen und gibt damit wertvolle Hinweise sowohl für die Auswertung der MR-Untersuchung selbst und als auch für die Entscheidung zur MRT als weiterführende radiologische Diagnostik.

Aachen, im Herbst 1990   Prof. Dr. R. W. Günther

Vorwort

Die Magnetresonanztomographie der Knochen, peripheren Weichteile und Gelenke hat sich in den meisten MR-Zentren zum wichtigsten, nichtneuroradiologischen Anwendungsgebiet entwickelt.

Das vorliegende Buch basiert auf den Erfahrungen und Gedanken einer 6jährigen Beschäftigung mit diesem Thema am Radiologischen Institut der Universität Köln (Direktor: Prof. Dr. G. Friedmann) und an der Klinik für Radiologische Diagnostik des Klinikums der RWTH Aachen (Direktor: Prof. Dr. R. W. Günther). Meine Kollegen Dr. A. Linden, Köln, und Dr. G. Adam, Aachen, haben ihre reichhaltigen Erfahrungen zusätzlich zur Verfügung gestellt und mich durch Beiträge unterstützt.

Das Buch konzentriert sich auf die Analyse des Signalverhaltens und der morphologischen, mit der MRT erfaßbaren Veränderungen. Dies spiegelt sich auch in den ausführlichen Abbildungslegenden wider. Die Gliederung stützt sich auf die Nosologie; topographische Gesichtspunkte werden nur soweit notwendig abgehandelt. Für das Verständnis der MR-Befunde notwendige klinische und pathologisch-anatomische Hinweise wurden auf das Notwendigste beschränkt. Ergänzt werden die Kapitel durch ausführliche Hinweise zur Untersuchungstechnik.

Das Kompendium ist als systematischer Leitfaden und Nachschlagewerk gedacht. Es spiegelt wider, was mit der MRT im muskuloskelettalen Bereich zur Zeit erreichbar ist. Da ein allgemein abgesicherter Standard für die Gelenkbinnenstrukturen (hyaliner Knorpel, Faserknorpel; vgl. auch Kap. 1.5) unseres Erachtens noch nicht vorliegt, wurde die Darstellung ihrer Erkrankungen ausgeklammert. Soweit bei dem heutigen Stand des Wissens möglich, wird die Einbindung der MRT in die derzeitigen klinischen und bildgebenden Untersuchungskonzepte bei den verschiedenen Erkrankungen diskutiert und der Stellenwert der Methode dokumentiert. Damit soll das Buch dazu beitragen, die Indikation zur MRT gezielt zu stellen.

Für Kritik, Anregungen und Verbesserungsvorschläge wären die Autoren sehr dankbar.

Danksagung

Bei der Beschäftigung mit dem Thema, der Konzeption des Buches sowie der Niederschrift und Erstellung des Textes erfuhr ich nicht nur durch die Koautoren vielerlei Hilfe:

Dr. H. P. Higer, Wiesbaden, hat durch Anregung, Verbesserungsvorschläge, Korrekturlesen und Überlassung von Bildmaterial die Entstehung des Buches freundschaftlich begleitet und den Inhalt wesentlich beeinflußt.

Meine Mitarbeiter Dr. I. Mair, Dr. J. Neuerburg, Dr. B. Gehl, Dr. B. Wein, Dr. R. Krasny und Dr. D. Duque Reina halfen mit großer Geduld bei der Beschaffung des Bildmaterials. Dieses Buch ist nicht zuletzt eine Antwort auf ihre immerwährenden, kritischen Fragen.

Die Kollegen Dr. Breunsbach, Köln, Dr. Maas, Hamburg, und Dr. Genant, San Francisco, stellten uneigennützig ihr Bildmaterial zur Verfügung.

Herr Dr. J. Schmidt, Prof. Dr. Féaux de Lacroix, Köln, und Dr. A. Prescher, Aachen, überließen mir anatomische und histologische Schnitte.

Die wertvollen Anregungen, die ich durch Diskussionen und Hinweise zu einzelnen Kapiteln durch Dipl.-Phys. M. Drobnitzky (Klinik für Radiologische Diagnostik, Aachen), Prof. Dr. U. Büll (Klinik für Nuklearmedizin, RWTH Aachen), Priv.-Doz. Dr. R. Forst und Priv.-Doz. Dr. W. Zilkens (Orthopädische Klinik, RWTH Aachen) erhielt, seien ausdrücklich erwähnt.

Die Zusammenarbeit mit Frau Prof. Dr. G. Benz-Bohm, Köln, und ihre Arbeit über die Leukämie des Kindesalters haben entscheidend dieses Kapitel beeinflußt (4.1.1). Die Kapitel über die MRT bei Knochen- und Weichteiltumoren haben durch Herrn Prof. Dr. M. Reiser, Bonn, wichtige Impulse erfahren.

Durch Frau Drews, Frau Meisen und Frau Ernst erfuhr ich freundliche Unterstützung bei der Schreibarbeit. Herr U. Buhl hat bei der Erstellung der gesamten Bildvorlagen für dieses Buch größte Sorgfalt walten lassen. Sein außergewöhnlicher Einsatz sei besonders hervorgehoben.

Frau Dr. U. Heilmann vom Springer-Verlag, auf deren Initiative hin das Buch entstand, und andere Mitarbeiter des Springer-Verlags haben dafür gesorgt, daß aus einem Manuskript mit Bildern ein lesbares und gut ausgestattetes Buch wurde. Mit großer Geduld sind sie auf meine Wünsche eingegangen.

Allen sei an dieser Stelle auf das herzlichste gedankt.

Aachen, im Oktober 1990   Klaus Bohndorf

Inhaltsverzeichnis

1	**MRT normaler Gewebestrukturen**	
	K. Bohndorf	1
1.1	Fettgewebe	1
1.2	Knochenmark	3
1.3	Flüssigkeiten und Gewebe mit hohem Anteil an „freiem Wasser"	8
1.4	Muskulatur	11
1.5	Knorpel	12
1.6	Sehnen, knöcherne Strukturen, Verkalkungen	15
1.7	Artefakte (speziell am Knochen und in peripheren Weichteilen)	17
	Literatur	19
2	**MRT peripherer Weichteile**	
	K. Bohndorf	21
2.1	Untersuchungstechnik	21
2.2	Gaseinlagerungen	22
2.3	Verkalkungen/Ossifikationen	23
2.4	Blutung/Hämatom	23
2.5	Tumoren und tumorähnliche Läsionen	25
2.6	Abszeß, Entzündung	43
2.7	Muskelerkrankungen	45
2.8	Sportbedingte oder traumatische Weichteilverletzungen . .	48
	Literatur	49
3	**MRT von Skelettläsionen**	
	K. Bohndorf	51
3.1	Knochentumoren und tumorähnliche Läsionen	51
	Literatur	70
3.2	Knochenmetastasen	71
	Literatur	74

3.3	Entzündliche Knochenerkrankungen	74
	Literatur	83
3.4	Ischämische Knochen- und Knochenmarkveränderungen	83
3.4.1	Femurkopfnekrose (FKN) G. Adam, K. Bohndorf	84
3.4.2	Morbus Perthes G. Adam, K. Bohndorf	91
3.4.3	Osteochondrosis dissecans (OCD) G. Adam, K. Bohndorf	94
3.4.4	Knocheninfarkt (Röhrenknochen)	99
	Literatur	101
3.5	Transiente Marködeme	102
	Literatur	106
3.6	Traumatische Skelettveränderungen	107
	Literatur	110
3.7	Verschiedene Knochenerkrankungen	111
	Literatur	113

4 MRT von Knochenmarkerkrankungen
A. Linden, K. Bohndorf 115

4.1	Leukämien	115
4.2	Morbus Hodgkin, Non-Hodgkin-Lymphome	122
4.3	Plasmozytom	127
4.4	Verschiedene reaktive und pathologische Knochenmarkveränderungen	130
4.5	Knochenmarkveränderungen nach Radiatio	135
4.6	Vorwiegend in das Knochenmark metastasierende Tumoren	137
	Literatur	139

Sachverzeichnis 141

1 MRT normaler Gewebestrukturen

K. BOHNDORF

1.1 Fettgewebe

Fettgewebe ist ein lockeres, lobulär organisiertes Bindegewebe, welches sich aus zwei Zellarten zusammensetzt: den Fibrozyten und Lipozyten. Der elementare Aufbau des Fetts ist in allen Körperregionen gleich. Ein struktureller Unterschied des Fetts zwischen Frauen und Männern liegt – im Gegensatz zur Fettverteilung – nicht vor.

1.1.1 Untersuchungstechnik

T1-gewichtete Spinechosequenzen (z. B. TR 500–600 ms, TE < 30 ms) sind die Methode der Wahl zur Beurteilung des Fetts (Abb. 1.1). Andere Weichgewebe und pathologische Strukturen, wie z. B. Tumoren oder Entzündungen demarkieren sich optimal. Die Protonen der CH_2-Gruppe, die die hauptsächliche Quelle des Signals für Fett darstellen, präzedieren ungefähr 3 ppm langsamer als Wasserprotonen. Dieses Phänomen wird im Rahmen des sog. Chemical-shift-Imaging genutzt, um Fett und Wasser voneinander zu trennen (Dixon 1984, Brateman 1986).

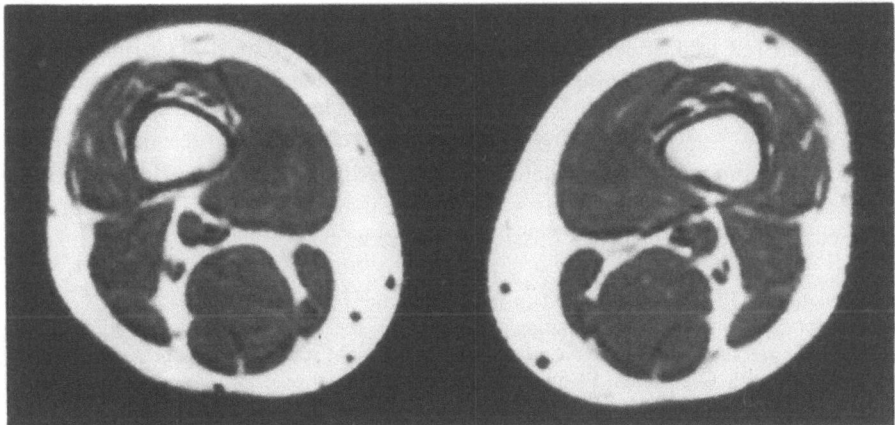

Abb. 1.1. Oberschenkel. Normalbefund bei 34jähriger Frau. Das subkutane Fett kommt signalreich zur Abbildung. Das Knochenmarksignal ist identisch mit dem Fettsignal. Guter Kontrast zur signalarmen Muskulatur (SE, TR 500 ms, TE 30 ms)

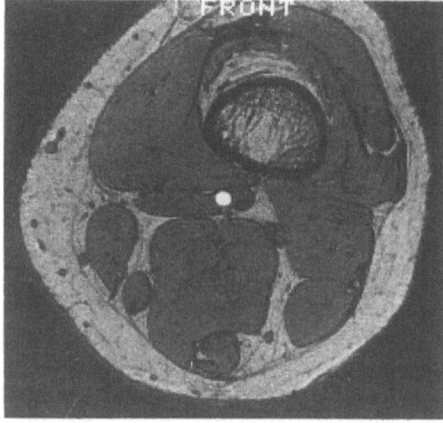

Abb. 1.2. Oberschenkel. Normalbefund bei 27jährigem Mann. Auch bei Anwendung von Gradientenechosequenzen stellt sich Fett signalreicher als Muskulatur dar. Die Spongiosa ist intramedullär als signalloses Maschenwerk zu erkennen. Die Ausprägung der signallosen Areale weist auf zusätzliche Suszeptibilitätsartefakte hin (vgl. Kap. 1.6). (FISP, 3D, TR 30 ms, TE 13 ms, Flipwinkel 30°, 1,6 mm Schichtdicke)

1.1.2 Relaxationsverhalten, Signalintensitäten

Fettgewebe ist anatomisch und aufgrund seiner Signalgebung im MR-Bild gut zu identifizieren und als ideales Referenzgewebe anzusehen (Abb. 1.1 und 1.2). Fett hat eine im Vergleich zu anderen Weichgeweben etwas höhere Protonendichte, es sind jedoch in erster Linie die im Vergleich zu anderen Geweben unterschiedlichen Relaxationszeiten, die den Bildeindruck hervorrufen. Aus spektroskopischen Untersuchungen kann geschlossen werden, daß das MR-Signal des Fetts in erster Linie von den CH-, CH_2-, CH_3-Gruppen der Fettsäuren ausgeht. Der Anteil der Wasserprotonen ist klein.

In einem Gewebe liegen grundsätzlich unterschiedliche Frequenzen der molekularen Bewegung vor. Je größer in einem Gewebe die Frequenzkomponente, die der Larmorfrequenz gleicht, desto kürzer ist T1, da ein effizienter und schneller Energietransfer vom angeregten Spin zur Umgebung („Gitter") stattfindet. Diese Bedingungen liegen für das Fettgewebe vor; die Relaxationszeit T1 ist kurz, und das Signal ist in T1-gewichteten Bildern hoch (Tabellen 1.1 und 1.3).

Fettprotonen haben eine kürzere T2-Zeit als freies Wasser, da die Lipidmoleküle größer sind und eine längere Korrelationszeit (= Maß für die molekulare Bewegung) haben. Das heißt, in stark T2-gewichteten oder reinen „T2-Bildern" ist das Fettsignal geringer als das flüssigkeitshaltiger Strukturen.

Auf vielen sog. „T2-gewichteten" Bildern mit relativ kurzen (< 80 ms) Echozeiten kann Fettgewebe isointens oder sogar hyperintens im Vergleich zu Wasser (z. B. in der Blase) zur Darstellung kommen. Es ist aber zu bedenken, daß es sich hier um Mischbilder mit noch vorhandenem T1-Einfluß handelt. Die starken T1-Differenzen (Fett signalreicher als Wasser) stehen den schwächeren, umgekehrten T2-Differenzen (Wasser signalreicher als Fett) gegenüber.

Die Relaxationszeiten von Fett sind nach unseren Erfahrungen nicht mit dem Lebensalter zu korrelieren. Geschlecht und Ernährungszustand sind ohne signifikanten Einfluß auf T1 und T2. Die Relaxationszeiten sind auch bei unterschiedlichen Feldstärken der Geräte relativ konstant. Da die T1-Zeiten der überwiegen-

Tabelle 1.1. Relaxationszeiten normaler Gewebestrukturen (1,5 T; gemessen mit einer Schachtelsequenz aus Spinecho- und Inversion-Recovery-Mode; TRI 1800 ms, TRS 1500 ms, TI 400 ms, TE 30 ms, 4 Echos). Die Werte sollen einen relativen Vergleich ermöglichen. Auf ihre Abhängigkeit u. a. von der Feldstärke, Meßsequenz und den angewandten mathematischen Verfahren sei ausdrücklich hingewiesen (vgl. auch Higer u. Bielke 1986; Bottomley et al. 1984). In Klammern: Standardabweichungen

Gewebe	T1 [ms]	T2 [ms]	Bemerkungen
Fettgewebe	228-296	67-89	Nur geringe Abhängigkeit von der Feldstärke
Muskulatur	656-810 (22-87)	46-57 (4-16)	Hohe Standardabweichung und starke Streuung der Werte in Abhängigkeit von der Homogenität des Muskels. Hohe Feldstärkeabhängigkeit
Knochenmark			
Erwachsene			
dist. Femur	252-278 (4-12)	73-91 (2-8)	Die Relaxationszeiten sind stark alters- und lokalisationsabhängig
LWK 3-5	185-436 (12-48)	61-71 (4-12)	
Kinder (4-10 J.)			
dist. Femur	308-350 (6-11)	72-98 (6-10)	

den Mehrzahl der Weichteile mit der Feldstärke deutlich steigen, bedeutet dies bei hohen Feldstärken (>1,0 T) eine Verstärkung des Kontrastes zwischen Fett und z. B. Tumoren, Muskulatur etc. in T1-gewichteten Bildern.

1.2 Knochenmark

Das gesamte Weichgewebe im Innenraum des Knochens wird als Knochenmark bezeichnet. Es besteht aus „rotem", blutbildendem Mark und „gelbem" Fettmark. Berücksichtigt man, daß altersabhängig bis über 50% des blutbildenden Marks ebenfalls aus Fettzellen bestehen kann, ist im Knochenbinnenraum von einem Fettanteil von etwa 75% auszugehen. Zusätzlich füllen bindegewebige Elemente, lymphatisches Gewebe, Nerven und Gefäße den Markraum aus. Die im Knochenmark dominierenden Fettzellen dienen einerseits der Volumenanpassung an Veränderungen der zellulären Zusammensetzung, andererseits sichern sie dem Markgewebe durch eine prall-elastische Zellfüllung innere Festigkeit. Der Umbau des blutbildenden Knochenmarks in Fettmark ist ein stetiger Prozeß, der schon zum Zeitpunkt der Geburt an Händen und Füßen seinen Ausgang nimmt. Diese Umwandlung beginnt an den Röhrenknochen distal und schreitet kontinuierlich nach proximal fort, es liegt also eine zentripetale Fettmarksubstitution vor (Neumann 1882). Mit etwa 25 Jahren ist die Knochenmarkverteilung des Erwachsenenalters erreicht: In den langen Röhrenknochen sind beim gesunden Menschen die Reste des blutbildenden Marks auf die proximalen Drittel der Extremitäten beschränkt. Eine individuelle Variationsbreite muß jedoch beachtet werden: Hämatopoetisches Mark sowohl in den proximalen zwei Dritteln des

4   MRT normaler Gewebestrukturen

Femurs, aber auch einzelne Reste nur im proximalen Drittel sind kein ungewöhnlicher Befund. Die Altersveränderungen des Knochenmarks sind im Bereich der Wirbelkörper besonders gut zu studieren. Der Anteil des roten Marks sinkt durchschnittlich von 60% in der ersten Lebensdekade auf etwa 30% in der achten Lebensdekade (Dunnill et al. 1967).

1.2.1 Topographie, Relaxations- und Signalverhalten

Die grundlegenden Komponenten des Knochenmarks, die die Relaxationswerte und Signalintensitäten beeinflussen, sind Fett, Wasser und Knochensubstanz (Spongiosa). Letztere ist signallos, führt jedoch, speziell bei Gradientenechosequenzen zu Suszeptibilitätsartefakten und Signalminderungen (s. Kap. 1.6 und Abb. 1.2).

Im Röhrenknochen des Erwachsenen ist Fett der dominierende Faktor mit kurzen T1- und mittleren T2-Zeiten (Tabelle 1.1). Aufgrund des größeren Zellreichtums, des höheren Anteils an Wasser und Protonen, differieren die T1- und T2-Charakteristika des „roten" Marks. Die Bedeutung der einzelnen Fraktionen, z. B. des Proteins, für das Relaxationsverhalten ist in ihrer Komplexität noch nicht erfaßt.

Die MR Tomographie des normalen Knochenmarks reflektiert dessen Physiologie, das heißt:

1) Das Knochenmarksignal ist *lokalisationsabhängig* (Tabelle 1.2):
   - In T1- und T2-gewichteten Spinechobildern ist das Signal des Knochenmarks im Röhrenknochen signalreich im Vergleich zur Muskulatur (Grundregel: Knochenmarksignal = Fettsignal) (Abb. 1.1).
   - Im Vergleich zu den peripheren Röhrenknochen ist die Relaxationszeit T1 für die Wirbelsäule und die Beckenknochen länger, T2 kürzer. Entsprechend ist im T1-gewichteten Bild eine Signalintensitätsminderung der Lendenwir-

Tabelle 1.2. Signalintensität und -homogenität des normalen Knochenmarks in Becken und Femur beim Kind und Jugendlichen (T1-gewichtete SE-Bilder). (Modifiziert nach Dawson et al. 1989). *S*: Signalintensität

Alter (Jahre)	0-1	1-10	11-20
Becken	Homogen, signalarm	In den dorsalen Beckenanteilen homogen signalarm; paraacetabulär: mittlere SI	Inhomogen, mittlere SI
Femur			
Epiphyse	Homogen, mittlere SI/ signalreich	Homogen, signalreich	Homogen, signalreich
Metaphyse	Homogen, signalarm	Inhomogen, mittlere SI/ signalarm	Inhomogen, mittlere SI/ signalreich
Diaphyse	Inhomogen, mittlere SI	Inhomogen, signalreich	Homogen, signalreich

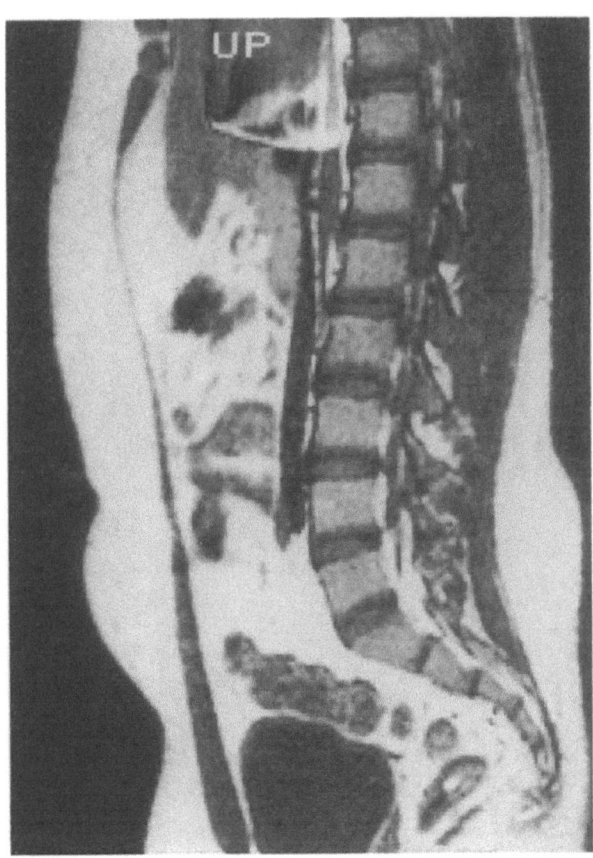

Abb. 1.3. Knochenmark der Wirbelsäule. Normalbefund, 17 Jahre, w. Im Vergleich zum subkutanen Fett intermediäres Signal des blutbildenden Markes (vgl. Abb. 1.1). (SE, TR 600 ms, TE 22 ms, Bodyspule)

belkörper im Vergleich zum Knochenmark des distalen Femurs und zum peripheren Fett nachzuweisen (Abb. 1.3). Auf stark T2-gewichteten Bildern oder „reinen" T2-Bildern ist das Knochenmark der Wirbelkörper signalärmer als subkutanes Fett.
- Innerhalb der Röhrenknochen ist die Metaphyse die Zone der geringsten Signalintensität. Die Epiphyse setzt sich schon im Kleinkindesalter als Zone hellen Signals von Metaphyse und Gelenkknorpel ab (Abb. 1.7).
2) Das Knochenmarksignal ist *altersabhängig* (Tabelle 1.2):
- Mit zunehmendem Alter ist an der Wirbelsäule ein Absinken der T1- und ein Steigen der T2-Relaxationszeit festzustellen. Nach Untersuchungen von Heshiki und Ishizaka (1989) beginnt die Verdrängung des normalen hämatopoetischen Marks im Zentrum des Wirbelkörpers. Die LWS ist früher betroffen als die BWS.
- Die zunehmende Durchsetzung des Knochenmarks der Wirbelsäule mit Fett zeigt sich als rundlich umschriebene, teilweise konfluierende Verfettung (Abb. 1.4). Kernspintomographisch sind derartige Fettinseln etwa ab dem 30. Lebensjahr als signalreiche Zonen in etwa 60% der Fälle bei LWS-Untersuchungen nachzuweisen (Hajek et al. 1987). Die Häufigkeit dieser Fettin-

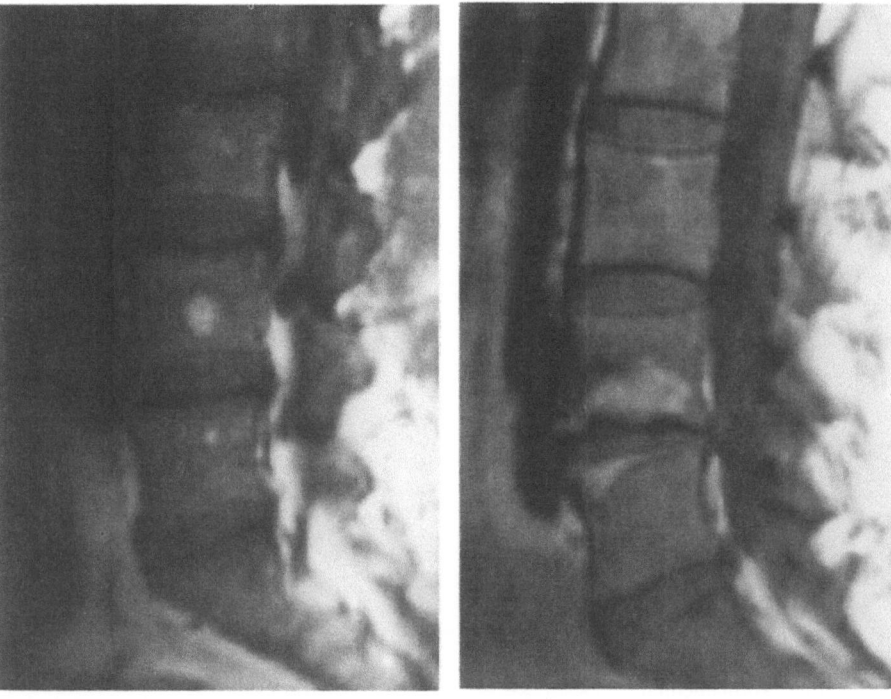

1.4

1.5

Abb. 1.4. Knochenmark oder Wirbelsäule. 54jährige Frau. Signalreiche, fettäquivalente Zonen im Knochenmark der Lendenwirbelkörper. Es handelt sich um einen physiologischen Befund. (SE, TR 600 ms, TE 22 ms, Oberflächenspule)

Abb. 1.5. Knochenmark der Wirbelsäule. 43jähriger Mann. Fettige Umwandlung des Knochenmarks im Bereich der Deckplatte von L5 und der Bodenplatte L4. Die Bandscheibe im Segment L4/L5 ist degeneriert und der Intervertebralraum verschmälert. (SE, TR 600 ms, TE 30 ms, Oberflächenspule)

---▷

Abb. 1.6. Knochenmark des Femurs. 3 Monate altes Kind. Signalarme Metaphysen, während die Diaphysen schon eine beginnende fettige Durchsetzung aufweisen. Die distale Epiphyse des Femurs ist angeschnitten und zeigt sich signalintensiv. (SE, TR 600 ms, TE 22 ms)

Abb. 1.7. Hüftregion. 2jähriges Kind. Während die Metaphyse sich signalarm darstellt, zeigt die Epiphyse ein signalintensives, fettäquivalentes Signal. (SE, TR 600 ms, TE 22 ms)

Abb. 1.8. Hüftregion. 14jähriges Mädchen. Die Metaphysenregion ist weiterhin signalarm, zeigt jedoch ein aufgelockertes Muster. (SE, TR 500 ms, TE 30 ms)

Abb. 1.9. Hüftregion. 53jährige Frau. Dominanz des signalreichen, relativ homogenen Fettmarks im proximalen Femur. (SE, TR 500 ms, TE 30 ms, parakoronare (schräge) Schnittebene)

Knochenmark 7

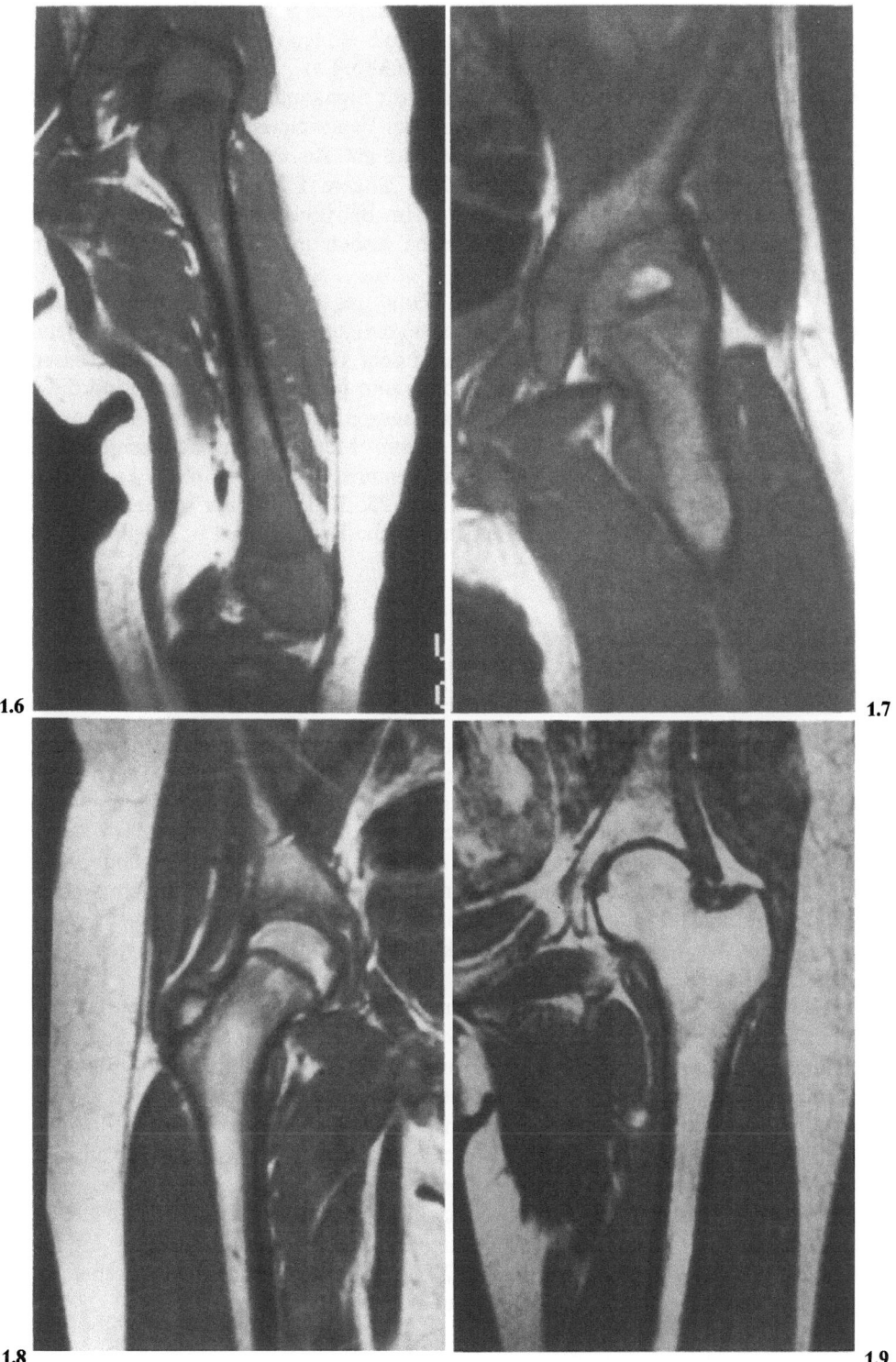

1.6

1.7

1.8

1.9

8 MRT normaler Gewebestrukturen

seln nimmt mit dem Alter zu. Davon abzugrenzen sind fettige Umwandlungen des Knochenmarks im Deck- und Bodenplattenbereich ober- und unterhalb degenerierter Bandscheiben (Abb. 1.5).
- Die Relaxationszeiten T1 und T2 und die Signalintensitäten gleichen sich in den Röhrenknochen (mit Ausnahme der Femurmetaphyse) im Kindes- und Jugendlichenalter den Werten für Fett an. An der Tibia liegt schon im 4. Lebensjahr eine nur um etwa 20% längere T1-Zeit des Knochenmarks gegenüber dem subkutanen Fett vor. Im Babyalter ist der gesamte Röhrenknochen bis auf geringe signalreiche Zonen in der Diaphyse signalarm (Abb. 1.6, Tabelle 1.2).
- Bei Kindern ist am proximalen Femur regelmäßig eine homogene, mit zunehmendem Alter inhomogene Signalintensitätsminderung der Metaphyse im Vergleich zur Epiphyse und dem Trochanter major nachzuweisen (Abb. 1.7 und 1.8). Beim Jugendlichen und jungen Erwachsenen sind diese Signalintensitätsminderungen fleckig ausgeprägt. Dieses Muster ist - wenn auch seltener - ebenfalls beim älteren Menschen zu beobachten. Ein Angleich der Signalintensitäten von Femurmeta- und -epiphyse kann nach eigenen Untersuchungen etwa ab dem 25.-30. Lebensjahr beobachtet werden und ist etwa ab dem 50. Lebensjahr die Regel (Abb. 1.9, Tabelle 1.2).

1.3 Flüssigkeiten und Gewebe mit hohem Anteil an „freiem" Wasser

Die hauptsächliche Quelle des MR Signals im menschlichen Körper sind Wasserprotonen. Die Mehrzahl der Untersucher unterscheidet dabei einen „freien" und einen „gebundenen" Wasseranteil. Freies Wasser wird in seiner Bewegung wenig behindert. Im Unterschied dazu ist die Bewegung des „gebundenen" Wassers durch Bindung an hydrophile Gruppen intrazellulärer Proteine und Membranen eingeschränkt. Gewebe oder Flüssigkeit mit einem hohen Anteil an freiem Wasser haben eine lange T1- und T2-Relaxationszeit, Gewebe mit einem hohen Anteil gebundenen Wassers im Vergleich dazu kürzere T1- und T2-Zeiten (Literaturübersicht bei Mitchell et al. 1987).

Gewebe und Flüssigkeiten mit einem hohen Anteil an *freiem Wasser* sind vor allem Liquor, Urin, Ödem, Nekrosen, Zysten und Organe mit tubulären und follikulären Strukturen (Tabelle 1.3). Auch ein Großteil der neoplastischen Strukturen ist dieser Gruppe zuzuordnen. Alle diese Gewebe und Flüssigkeiten sind signalarm in T1-gewichteten und signalreich in T2-gewichteten Bildern (Abb. 1.10).

Proteine in wäßrigen Lösungen beschleunigen den Energietransfer von den angeregten Spins auf die Umgebung und verkürzen damit die T1-Zeit. Beispiele für derartige Lösungen sind die Synovia und Abszesse. Derartige Flüssigkeiten sind deshalb im T1-gewichteten Bild signalreicher als etwa Urin oder Liquor (Tabelle 1.4). Die Querrelaxationszeit T2 dieser proteinhaltigen Flüssigkeiten ist jedoch denen mit hohem Anteil an freiem Wasser vergleichbar.

Tabelle 1.3. Gewebe oder Flüssigkeiten mit hohem Anteil an „freiem" oder extrazellulärem Wasser. (Modifiziert nach Mitchell et al. 1987)

Gewebe oder Körperflüssigkeit	Lokalisation
Tubuläre Strukturen	Hoden Prostata Samenblasen
Folliculäre Strukturen	Ovarien Schilddrüse
Interstitielles Wasser	Ödeme
Stagnierendes Blut	Milz Penis Kavernöse Hämangiome
Urin	Niere Blase
Neoplastische Strukturen (ohne fibröse Tumoren)	
Andere Strukturen und Flüssigkeiten	Zysten Nekrosen Liquor Bandscheibe Synovia

Tabelle 1.4. Signalcharakteristika von Körpergeweben und Flüssigkeiten. (Modifiziert nach Mitchell et al. 1987) *T1* T1-gewichtete SE-Bilder (z. B. TR 500 ms, TE 20 ms), *T2* T2-gewichtete SE-Bilder (z. B. TR 2000 ms, TE 90 ms)

Gewebe, Flüssigkeit	Beispiele	T1	T2
Protonenarmes Gewebe	Knochen Sehnen Fibröses Gewebe Narbe Faserknorpel	Signallos	Signallos
Fett	Fettgewebe Knochenmark	Signalreich	Intermediäres Signal
Zelluläres Gewebe	Leber Nebenniere Muskel	Intermediäres Signal	Signalarm bis intermediär
Hyaliner Knorpel		Intermediäres Signal	Intermediäres Signal
Freies Wasser	Siehe Tabelle 1.3	Signalarm	Signalreich
Proteinhaltige Flüssigkeit	Abszeß Synovia	Signalarm bis intermediär	Signalreich

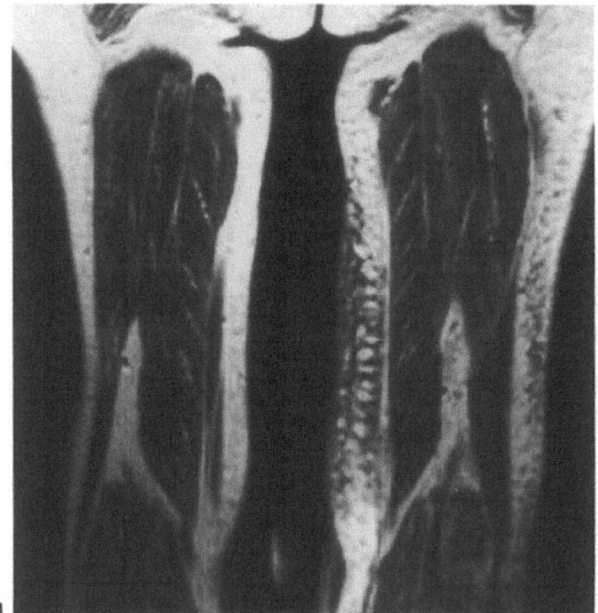
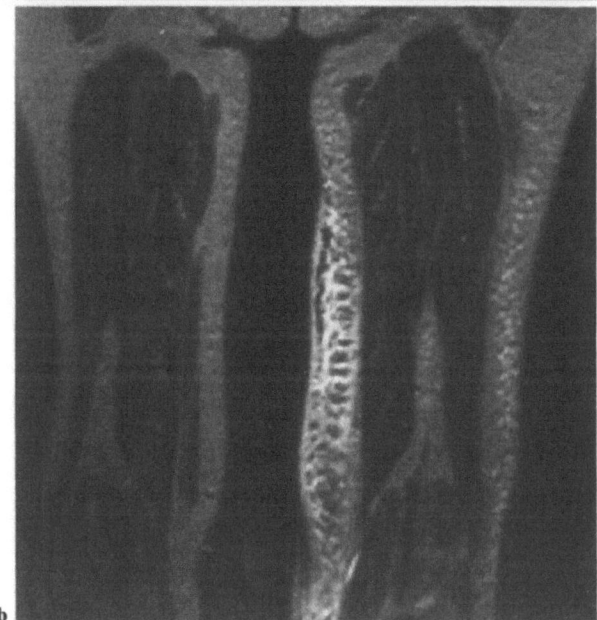

Abb. 1.10a, b. Ödem im subkutanen Fettgewebe. **a** Im T1-gewichteten Bild ist das subkutane Fett von signalarmen, teils streifigen, teils konfluierenden Strukturen durchsetzt (SE, TR 600 ms, TE 22 ms). **b** Im T2-gewichteten Bild hebt sich das Ödem signalreich vom subkutanen Fett ab. (SE, TR 2000 ms, TE 90 ms)

1.4 Muskulatur

Muskelgewebe wird in glatte Muskulatur sowie in quergestreifte Skelett- und Herzmuskulatur unterteilt. Es ist durch die Ausbildung feiner, intraplasmatischer Fäserchen, der Myofibrillen, gekennzeichnet. Hauptkomponenten des Muskels sind Wasser (80%) und die beiden Proteine Myosin und Aktin. Der Gehalt an Wasser und Fibrillen variiert innerhalb der Skelettmuskulatur. Feinste Fettröpfchen sind im Plasma der Muskelzelle verteilt.

1.4.1 Relaxations- und Signalverhalten

Wasser in Weichgeweben wie der Muskulatur hat ein anderes Relaxationsverhalten als Flüssigkeit und Gewebe mit hohem Anteil an freiem Wasser (Tabellen 1.1 und 1.3). Die Bindung des Wassers in der Muskulatur an intrazelluläre Makromoleküle hat insbesondere eine Verkürzung der T2-Zeiten zur Folge. Es wird vermutet, daß die relativ enge Verknüpfung von Aktin und Myosin die Ursache der starken T2-Verkürzung darstellt (Cameron et al. 1984). Dies bedingt eine signalarme Darstellung der Muskulatur in T2-gewichteten Bildern. Bei 1,5 T ist die T1-Zeit der Muskulatur im Vergleich zum Fettgewebe etwa 3mal so lang (Tabelle 1.1). Betrachtet man die Signalintensitäten der großen Muskelgruppen der Extremitäten, so ist vor allem bei jungen Menschen ein relativ konstantes Signalverhalten auffällig (Abb. 1.1). Dies gilt insbesondere für Sportler. Erst die zunehmende Durchsetzung der Muskulatur mit Fettgewebe führt zur Signalintensitätssteige-

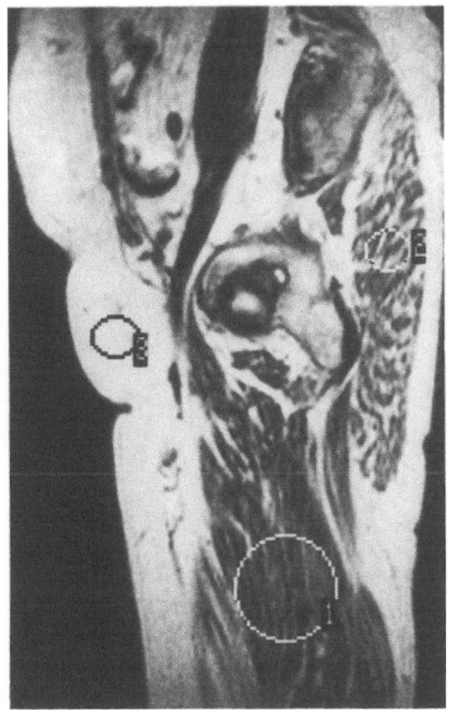

Abb. 1.11. Unterschiedliche Signalintensität verschiedener Muskelgruppen bei einer Patientin mit avaskulärer Femurkopfnekrose und Gehbehinderung. Sagittale Schicht durch den Oberschenkel und das Becken. Fettige Degeneration der Glutealmuskulatur (*2*) im Vergleich zur Oberschenkelmuskulatur (*1*) und dem M. iliacus (*3* Fett). (SE, TR 500 ms, TE 30 ms)

rung sowohl im T1- als auch T2-gewichteten Bild. Die unterschiedliche Durchsetzung der Muskulatur mit Fett- und Bindegewebe hat auch eine starke Streubreite der Werte und hohe Standardabweichungen zur Folge (Abb. 1.11).

Sportliche Beanspruchung der Muskulatur führt zu einer kurzzeitigen (ca. 10- bis 20minütigen) Erhöhung von T1, T2 und der Protonendichte, bedingt durch eine Zunahme extrazellulären Wassers (Fleckenstein et al. 1988). Die Signalveränderungen erlauben im T2-gewichteten Bild eine Abgrenzung einzelner durch die Übungen beanspruchter Muskeln.

1.5 Knorpel

1.5.1 Hyaliner Knorpel

Hyaliner Knorpel ist ein Gewebe, das einen relativ geringen Anteil an freiem Wasser besitzt, da der an sich große Anteil an extrazellulärem Wasser stark an Mukopolysaccharide gebunden ist. Das Relaxations- und Signalverhalten gleicht deshalb eher zellulärem Gewebe (Tabelle 1.3).

In T1-gewichteten SE-Bildern zeigt der hyaline Knorpel ein intermediäres Signal (Abb. 1.7, 1.14), in T2-gewichteten Bildern ist er von mittlerer bis hoher Signalintensität im Vergleich zur Muskulatur. Bei den 2D-Gradientenechosequenzen kommt der hyaline Knorpel bei Flipwinkeln von 10–40° sehr signalreich zur Abbildung (Abb. 1.12).

Die Beschreibung der anatomischen Ausdehnung und des Signalverhaltens des hyalinen Gelenkknorpels und der Knorpel-Knochen-Grenze ist jedoch kontrovers. Adam et al. (1988) haben speziell am *Kniegelenk* bei 1,5 T detaillierte Untersuchungen durchgeführt und den Nachweis eines Artefakts erbracht, der eine exakte Morphometrie dünner Knorpelschichten unmöglich macht:

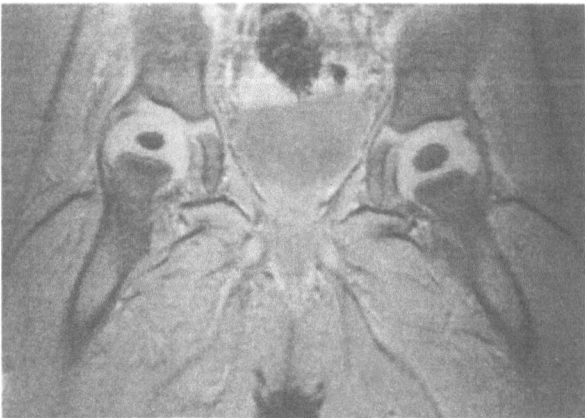

Abb. 1.12. Hyaliner Knorpel bei einem Neugeborenen. Normalbefund der Hüftregion. Der hyaline Knorpel kommt bei Anwendung von Gradientenechosequenzen und Flipwinkeln von 10–40° ausgesprochen signalreich zur Darstellung. Dies gilt auch für den Erwachsenen. Lagerung des Kindes in spezieller Halterung für Säuglinge und Kleinkinder (Dr. Krasny, Aachen). (Helmholtz-Spule, FLASH, TR 70 ms, TE 10 ms, Flipwinkel 30°)

Anatomisch stellt sich an Sägeschnitten der Gelenkknorpel als gelblich-graue, homogene Schicht dar. Diese erreicht an den Femurkondylen eine Dicke von 2-3 mm, im Bereich der Tibia von 1-3 mm (Abb. 1.13). Die subchondrale Sklerosezone ist makroskopisch nicht zu differenzieren. Histologisch lassen sich im Gelenkknorpel 4 Schichten trennen: An der Oberfläche sieht man die *Tangentialfaserzone,* die sich aus fibrozytenähnlichen Chondrozyten aufbaut. Dieser folgt die

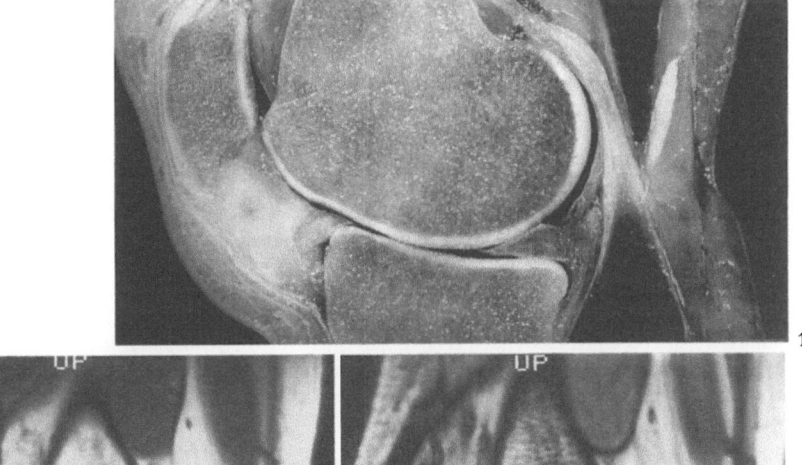

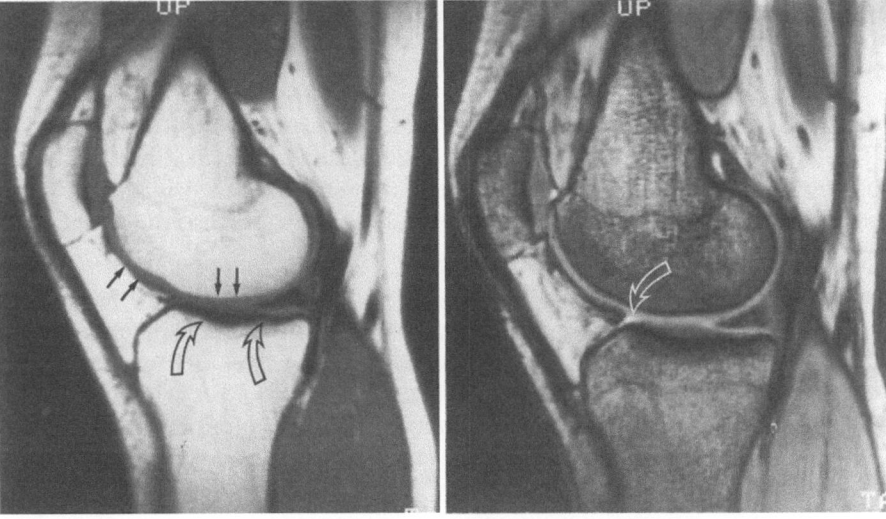

Abb. 1.13. Anatomisches Präparat (Parasagittalschnitt) durch das Kniegelenk. Heller, homogener hyaliner Knorpel unterschiedlicher Dicke. (Bild: Dr. A. Prescher, Aachen)

Abb. 1.14. Parasagittalschnitt durch das Kniegelenk einer Probandin. Der hyaline Knorpel ist als Zone mittlerer Signalintensität abzugrenzen *(Pfeile).* Im Bereich der Tibia Nachweis einer signallosen, artefaktbedingten Zone von etwa 3 mm Dicke *(gebogene Pfeile).* Die Linie hat kein physiologisches Korrelat (vgl. Abb. 1.12). Der Faserknorpel des Meniskus ist signalarm. Der Innenmeniskus weist als Nebenbefund einen Meniskusriß auf (Tennisspielerin!). (SE, TR 500 ms, TE 22 ms)

Abb. 1.15. Signalverhalten der Knorpelstrukturen am Kniegelenk bei einer FISP-3D-Sequenz. Der hyaline Knorpel ist von mittlerer Signalintensität und grenzt sich gut gegen die signalreiche Synovia *(Pfeil)* ab (Nebenbefund: Meniskusriß). (FISP 3D, 1,2 mm Schichtdicke, TR 30 ms, TE 12 ms, Flipwinkel 40°)

Intermediärzone, die vereinzelte oder in isogenen Gruppen auftretende Chondrozyten enthält. In der 3. Schicht, der sog. *Radiärzone*, sind säulenartig angeordnete runde Chondrozyten zu erkennen. Die 4. Schicht, die unmittelbar an den subchondralen Knochen grenzt und mit diesem über sog. Knorpelwurzeln verzahnt ist, ist die Zone *mineralisierten Knorpels*. Sie ist ca. 0,13 mm dick. Der subchondrale Knochen, der den Markraum begrenzt, weist im histologischen Schnitt etwa die gleiche Dicke auf.

Im T1-gewichteten Bild (Spinecho-Mode) grenzt das signalreiche Knochenmark an eine dunkle, signallose Linie unterschiedlicher Dicke, der eine Schicht mittlerer Signalintensität folgt (Abb. 1.14). Dabei schwankt die Breite der signallosen Zone erheblich. Teils ist diese nur als haarfeine Linie zu erkennen, teils jedoch 4-5 mm dick. Auch ändert sich die Breite dieser Zone in Abhängigkeit von der Lagerung des untersuchten Knies im Magnetfeld. Liegt der obere Patellapol bei koronarer Schnittführung in Plus-Z-Richtung, so erscheint die signalarme Zone im Bereich des Femurknorpels 3-4 mm breit, während sie im Bereich des Tibiaknorpels lediglich als dünne Linie zu erkennen ist. Genau umgekehrt ist das Bild bei Drehung des Kniegelenks um 180°.

Die Breite der signalarmen Zone ändert sich kaum, wenn der Auslesegradient um 90° rotiert wird oder die Gradientenfeldstärke von 1,566 mT auf 2,105 mT erhöht wird. Die Zonen mittlerer Signalintensität von Femur und Tibia, die anatomisch am ehesten den Knorpelflächen entsprechen, lassen sich bei sagittaler Schnittführung in den parasagittalen Schichten gut trennen. Diese Zonen mittlerer Signalintensität sind 2-5 mm dick. Im T2-gewichteten SE-Bild baut sich der Knorpel ebenfalls aus einer den Knochenmarkraum begrenzenden signallosen Zone sowie einer äußeren Schicht auf, die im Vergleich zum T1-gewichteten Bild eine deutlich höhere Signalintensität aufweist. Die Untersuchungen zeigen, daß die MRT die Knorpelschicht am Kniegelenk darstellt, derzeit jedoch nicht in der Lage ist, die Ausdehnung des Knorpels adäquat wiederzugeben, da Grenzflächenartefakte an der Übergangszone Knorpel/Knochen eine exakte Morphometrie des hyalinen Gelenkknorpels beeinträchtigen.

Für die Gelenkdiagnostik stellen die *Gradientenechosequenzen* (z. B. FLASH, FISP, GRASS, FFE) in 3D-Volumenaquisitionstechnik eine deutliche Verbesserung der Diagnostik dar. Aus dem aquirierten Volumen lassen sich Schnittebenen bis zu 0,6 mm Dicke rekonstruieren, die die Diagnostik verbessern (Adam et al. 1989):

- Bei den *FISP-3D-Sequenzen* (Flipwinkel 40°), bei denen das Fettgewebe wesentlich signalreicher als das Knochenmark zur Abbildung kommt, zeigt der hyaline Knorpel eine mittlere Signalintensität und baut sich wiederum aus einer Zone mittlerer Signalintensität sowie einer nach innen gelegenen signallosen Zone auf (Abb. 1.15). Bei Echozeiten zwischen 6 und 10 ms lassen sich hyaliner Knorpel und signalreiche Gelenkflüssigkeit gut voneinander trennen.
- Bei den *FLASH-3D-Sequenzen* (Flipwinkel 40°) kommt der hyaline Knorpel bei den etwas längeren Repetitionszeiten (30 gegenüber 20 ms) bei gleich kurzen Echozeiten (5-13 msec) gering signalreicher zur Darstellung. Gegenüber den FISP-3D-Sequenzen ist der Kontrast zur intraartikulären Flüssigkeit jedoch geringer.

1.5.2 Faserknorpel

Sowohl im T1- und T2-gewichteten SE-Bild als auch in den Gradientenechosequenzen unter Variation der Einstellparameter bleibt Faserknorpel, z. B. die Menisci, signalarm (Abb. 1.14 und 1.15).

1.5.3 Bandscheibe

Der Nucleus pulposus stellt die zentrale Zone der Bandscheibe dar, bestehend aus einer gallertartigen Flüssigkeit. Peripher wird diese Zone von einem Faserring, dem Anulus fibrosus umgeben. Dieser setzt sich wiederum aus zwei Anteilen zusammen: dem inneren Knorpelfaserring und einem äußeren Anteil aus straffen, kollagenen Fasern.

Im T1-gewichteten SE-Bild stellt sich die Bandscheibe insgesamt singalarm dar. Zwischen den einzelnen Anteilen der Bandscheibe sind nur geringe Kontrastunterschiede festzustellen: Die Peripherie der Bandscheibe (anatomisch den kollagenen Fasern entsprechend) hat ein etwas höheres Signal als der zentrale Anteil (Abb. 1.16). Der Nucleus pulposus und der innere Anteil des Anulus fibrosus sind im T1-gewichteten Bild nicht zu trennen. In T2-gewichteten Bildern wird die Bandscheibe insgesamt signalreich abgebildet.

Bei Erwachsenen, weniger ausgeprägt bei Kindern, zeigt sich regelmäßig in Protonen- und T2-gewichteten Bildern eine horizontale, *signalarme* Struktur im Zentrum der Bandscheibe (Abb. 1.16). Es handelt sich dabei um fibröses, bandartiges Gewebe, das aus Tropokollagen hervorgeht und ventral und dorsal Anschluß an die Sharpey-Fasern gewinnen kann. Typischerweise ist es unregelmäßig konfiguriert und von inhomogenem Signal. Dieses fibröse Band ist als Ausdruck der *physiologischen* Alterung der Bandscheibe anzusehen. Die fibröse Zentralstruktur kommt am deutlichsten in stark T2-gewichteten SE-Bildern zur Darstellung, weniger gut in der „Pseudo-T2-Gewichtung" von Gradientenechos. Wegen des nichtlinearen Kontrastverlaufs bei Gradientenechosequenzen, der zur Signalangleichung aller protonenreichen Gewebe führt, können strukturelle Unterschiede der Bandscheibe sich leicht der Darstellung entziehen.

Die physiologische Struktur ist zu unterscheiden von einem „Truncationartefakt", der sich in den flachen thorakalen Bandscheiben findet und als Einfaltungsartefakt anzusehen ist. Dieser ist typischerweise regelmäßig begrenzt, gradlinig und homogen. Lumbal findet er sich kaum (Yu et al. 1989).

1.6 Sehnen, knöcherne Strukturen, Verkalkungen

Sehnen, Ligamente und generell alle kollagenhaltigen Gewebe sind sowohl in T1- als auch T2-gewichteten Bildern praktisch signallos. Dies gilt gleichermaßen für Knochen und Verkalkungen. Mineralisierte Strukturen besitzen nur wenige mobile Protonen, so daß kein Signal entstehen kann. Dies gilt nicht für Sehnen, Ligamente, Menisci und andere kollagenhaltige Gewebe, da hier, wenn auch in geringerem Ausmaß, Wasserprotonen vorliegen. Es wird deswegen vermutet, daß die extrem kurze T2-Zeit von Kollagen in Zusammenhang mit der Orientierung der Kollagenfasern im Raum (Anisotropie) gebracht werden muß (Fullerton et al. 1985).

Experimentelle, spektroskopische Untersuchungen zeigen, daß Knochen auf die Relaxationszeit angrenzender Flüssigkeiten einen Einfluß hat. Steigt das Verhältnis von Knochenoberfläche pro definiertem Volumen, so *sinkt* die Relaxa-

16 MRT normaler Gewebestrukturen

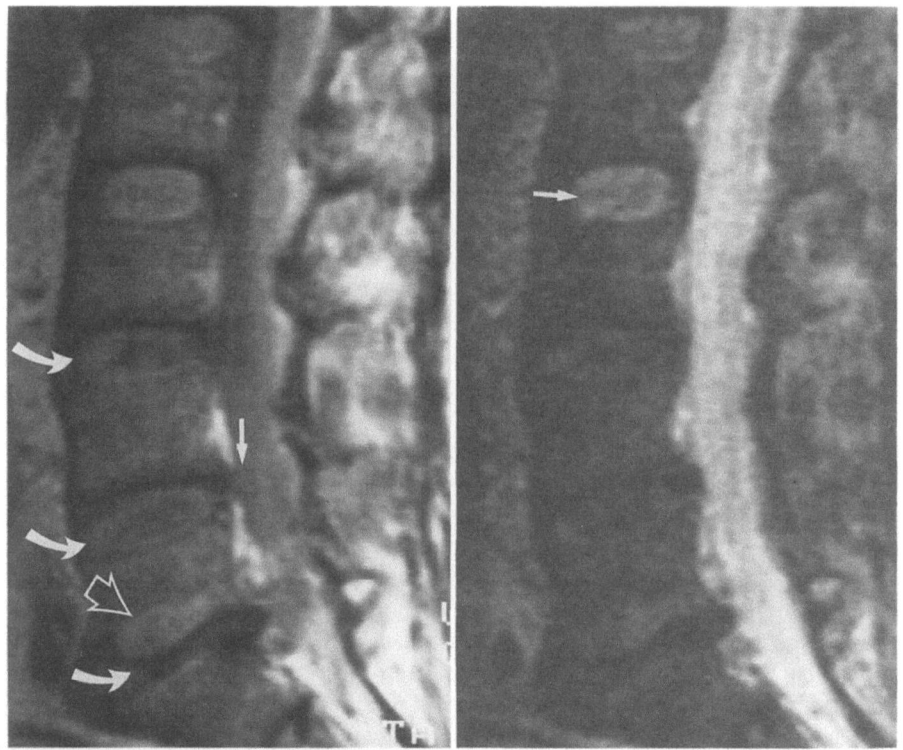

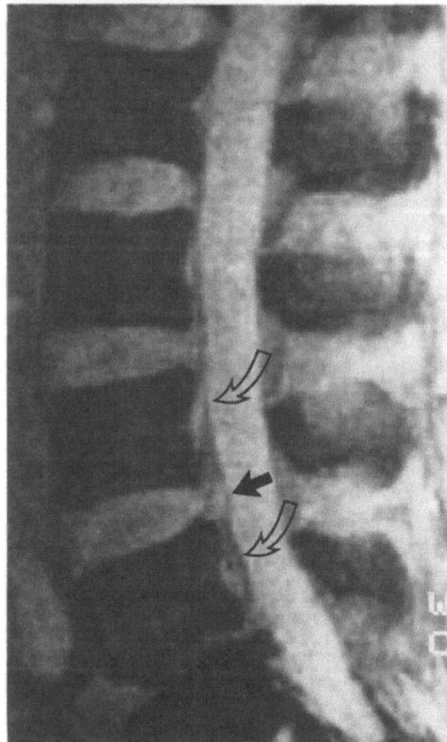

Abb. 1.16a–c. Degenerative und altersbedingte Veränderungen der Bandscheibe bei einem 58jährigen Patienten. Unterschiedliche Meßsequenzen (Bilder: Dr. P. Higer, Wiesbaden). **a** Die Bandscheiben der Segmente L3/L4, L4/L5 und L5/S1 zeigen sich zentral deutlich signalgemindert *(gebogene Pfeile)*, der Intervertebralraum von L5/S1 ist zudem stark verschmälert. Im Bereich der Bodenplatte von L5 fettige Degeneration des Knochenmarks im Sinne einer Osteochondrose. Dorsaler Spondylophyt der Deckplatte von LWK 1 *(offener Pfeil)*, Bandscheibenprolaps bei L4/L5 *(gerader Pfeil)*. (SE, TR 2500 ms, TE 25 ms). **b** Das T2-gewichtete Bild zeigt zusätzlich in Höhe L2/L3 eine zentrale Signalminderung, die als physiologischer Alterungsprozeß anzusehen ist *(Pfeil)*. (SE, TR 2500 ms, TE 90 ms). **c** Die strukturellen Unterschiede der Bandscheiben L2/L3 bis L5/S1 sind schlechter als in den Protonen- und T2-gewichteten Spinechoaufnahmen darzustellen. Der Duralsack ist als signalarme Linie *(gebogene Pfeile)* zu erkennen. Prolaps in Höhe L4/L5 *(Pfeil)*. (2D-FISP, TR 160 ms, TE 10 ms, Flipwinkel 15°)

tionszeit T1 für Wasser, jedoch kaum für lipidhaltige Flüssigkeiten. Die Relaxationszeit T2* verkürzt sich sowohl für Wasser als auch Öl (Davis et al. 1986). Dies hat seine Bedeutung speziell für die T2*-abhängigen Gradientenechosequenzen, bei denen der refokussierende 180°-Puls der SE-Sequenz fehlt. So ist in stärker spongiosahaltigen Anteilen der Röhrenknochen (Metaphyse) das Signal deutlich geringer als in spongiosalosen Arealen (Diaphyse) (Abb. 1.2). Dieser Effekt nimmt bei konstanter Repetitionszeit und konstantem Flipwinkel mit zunehmender TE zu (Sebag u. Moore 1989).

1.7 Artefakte (speziell am Knochen und in peripheren Weichteilen)

1.7.1 Chemical-shift-Artefakte

Fettprotonen präzedieren bei einer geringeren Frequenz als Wasserprotonen. Der Unterschied in der Larmorfrequenz beträgt bei 1,5 T etwa 220–240 Hz. Dies hat zur Folge, daß bei der Fourier-Transformation (= Umwandlung der Frequenz- in Ortsinformation) Fett im Bild einem Ort geringer Feldstärke zugeordnet wird. Entlang des Frequenzkodiergradienten werden die Fettprotonen im Vergleich zum Wasser entsprechend dem Frequenzunterschied „verschoben", d. h. die Ortsinformation für Fett wird in Frequenzkodierrichtung verändert. Dort, wo anatomisch das Fettsignal zu erwarten ist, bleibt ein signalloser Streifen. Bei einer Pixelauflösung von 256 × 256 und einer Frequenzbreite von z. B. 125 Hz/Pixel bedeutet dies eine Verschiebung von etwa 2 Pixel. Je größer die Frequenzbreite desto kleiner das Artefakt. (Allerdings geht eine größere Frequenzbreite mit einem höheren Rauschen einher.)

Chemical-shift-Artefakte beeinflussen die Kortikalisdicke und können zur Fehlinterpretation führen. In allen axialen Bildern mit horizontal von links nach rechts ansteigenden Frequenzkodiergradienten ist der rechte Anteil der Kortikalis dicker als der linke (Abb. 1.17). Entsprechend ist in vertikaler Frequenzkodierrichtung der anteriore Anteil der Kortikalis dicker als der posteriore. Dieser Effekt muß genau beachtet werden, um nicht „Kortikalisarrosionen" falsch zu diagnostizieren (Abb. 1.17). Ein kleineres „field of view" (= steilere Gradienten) führt zu einer größeren Frequenzbreite und zu einer Verringerung des Artefakts.

1.7.2 Artefakte nach chirurgischer Intervention am Knochen

Nach chirurgischer Intervention am Knochen (Einsatz von Sägen, Bohrern, Kürrettierinstrumenten) sind auch ohne die Anlage metallischer Prothesen häufig im MR-Bild charakteristische Signalveränderungen zu erkennen. Es handelt sich um rundliche, signallose Zonen mit signalreicher, sichelförmiger Peripherie. Nativradiologisch und mittels CT sind in diesen Fällen keine (metallischen) Fremdkörper zu erkennen. Experimentelle Untersuchungen von Heindel et al. (1986) zeigten, daß die Veränderungen durch winzige abgeriebene Metallpartikel verursacht werden, die zu einer lokalen Störung der Homogenität des Magnetfeldes (Suszeptibilitätsartefakte) führen. Gleiche Artefakte sind nach Einlage von Palakoskugeln zu beobachten (Abb. 1.18).

18 MRT normaler Gewebestrukturen

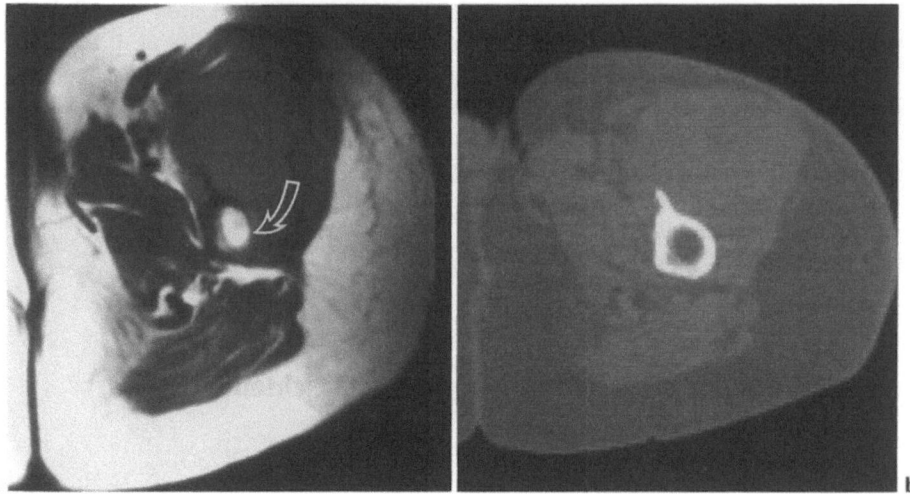

Abb. 1.17 a, b. „Pseudoarrosion" der Kortikalis durch Chemical-shift-Artefakte. **a** Chemical-shift-Artefakt im Bereich der Kortikalis des Femurs täuscht eine Arrosion durch einen Weichteiltumor (Liposarkom) vor. Bei horizontaler Frequenzkodierrichtung ist die laterale Kortikalis als signalloser Streifen nur noch angedeutet zu erkennen *(gebogener Pfeil)*. (SE, TR 500 ms, TE 30 ms). **b** Die CT-Aufnahme beweist, daß die Kortikalis hier intakt ist. Vertikal ist eine spornartige periostale Reaktion sowohl im CT als auch in der MRT nachzuweisen

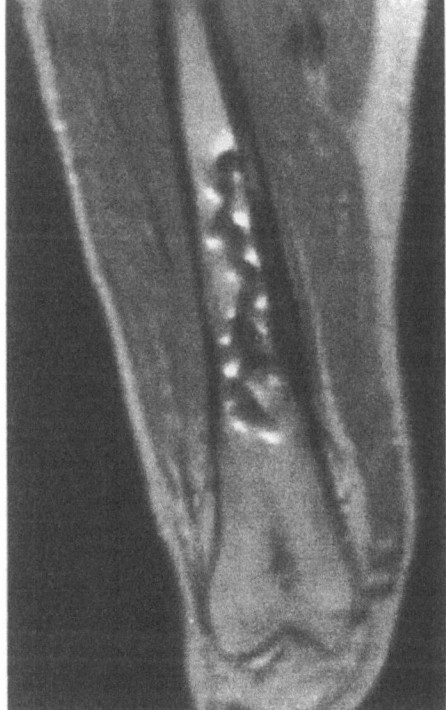

Abb. 1.18. Artefakte durch intramedullär gelegene Palakoskugeln. Die Metallkugelkette ist signallos und peripher von signalreichen, sichelförmigen Arealen umgeben. Diese Artefakte sind in allen Spinechosequenzen, auch bei Variation der Echozeit, gleich. (SE, TR 2000 ms, TE 22 ms)

Bei den *Suszeptibilitätsartefakten* handelt es sich um Unschärfen oder Signalauslöschungen in Teilen des Bildes, in denen Elemente mit unterschiedlicher Suszeptibilität („Magnetisierbarkeit") aneinanderstoßen. Es kommt zu Verzerrungen des eingestrahlten Gradientenfeldes. Je kürzer die Echozeit TE, d. h. je kürzer das verzerrte Gradientenfeld einwirkt, desto geringer ist das Artefakt.

1.7.3 Artefakte durch Osteosynthesematerial, Prothesen

Die bisherigen Erfahrungen bei Geräten bis 1,5 T belegen, daß Patienten mit Osteosynthesematerial und Prothesen (Hüfte, Knie) keinen subjektiv meßbaren Torsions- oder Zugkräften ausgesetzt sind. Auch mögliche diskrete Erwärmungen, bedingt durch lokale Wirbelströme, sind ohne praktische Relevanz. Die durch metallische Implantate induzierten Bildartefakte sind teilweise erheblich, abhängig von Form und Größe des Implantats. Die Artefakte sind jedoch - im Gegensatz zum CT - lokal begrenzt.

Literatur

Adam G, Bohndorf K, Prescher A, Krasny R, Günther RW (1988) Der hyaline Gelenkknorpel in der MR Tomographie des Kniegelenks bei 1,5 T1. ROFO 148: 648

Adam G, Bohndorf K, Prescher A, Drobnitzky M, Günther RW (1989) Kernspintomographie der Knorpelstrukturen des Kniegelenks mit 3D-Volumen-Imaging in Verbindung mit einem schnellen Bildrechner. ROFO 150: 44

Bottomley PA, Foster TH, Argersinger RE, Pfeifer LM (1984) a review of normal tissue hydrogen NMR relaxation times and relaxation mechanisms from 1-100 MHz, dependence on tissue type, NMR frequency, temperature, species, excision and age. Med Phys 11: 425

Brateman L (1986) Chemical shift imaging: A review. AJR 146: 971-980

Cameron JL, Ord VA, Fullerton GD (1984) Characterization of proton NMR relaxation times in normal and pathological tissues by correlation with other tissue parameters. Magn Res Imag 2: 97

Davis CA, Genant HK, Dunham JS (1986) The effects of bone on proton NMR relaxation times of surrounding liquids. Invest Radiol 21: 472-477

Dawson KL, Moore SG, Rowland JM (1989) MR appearance of pelvic of femoral marrow: spectrum with age. Radiology 173 (p): 466

Dixon WT (1984) Simple proton spectroscopic imaging. Radiology 153: 189-194

Dunnill MS, Anderson JA, Whitehead R (1967) Quantitative histological studies on age changes in bone. J Pathol Bacteriol 94: 275-291

Fleckenstein JL, Canby RC, Parkey RW, Peshock RW (1988) Acute effects of exercise on MR imaging of skeletal muscle in normal volunteers. AJR 151: 231

Fullerton GD, Cameron JL, Ord VA (1985) Orientation of tendons in the magnetic field and its effect on T2 relaxation times. Radiology 155: 433

Hajek PC, Baker LL, Goobar JE et al. (1987) Focal fat deposition in axial bone marrow: MR characteristics. Radiology 162: 245

Heindel W, Friedmann G, Bunke J et al. (1986) Artifacts in MR imaging after surgical intervention. J Comput Assist Tomogr 10: 596

Heshiki A, Ishizaka H (1989) Imaging of bone marrow MR in the healthy adults. Radiology 173 (p): 141

Higer P, Bielke G (1986) Gewebecharakterisierung mit T1, T2 und Protonendichte: Traum und Wirklichkeit. ROFO 144: 597

Kricun ME (1985) Red-yellow marrow conversion: its effect on the location of some solitary bone lesions. Skeletal Radiol 14: 10

Mitchell DG, Burk DL, Vinitsky S, Rifkin MD (1987) The biophysical basis of tissue contrast in extracranial MR imaging. AJR 149: 831

Neumann E (1882) Das Gesetz der Verbreitung des gelben und roten Markes in den Extremitätenknochen. Centralbl Med Wiss 22: 321
Sebag GH, Moore SG (1989) Effect of trabecular bone on the appearance of marrow in Gradient Echo Imaging of the appendicular skeleton. 8th Annual Meeting. SMRM. Amsterdam. Abstract vol 1, p 13
Yu S, Haughton VM, Lynch KL et al. (1989) Fibrous structure in the intervertebral disk: correlation of MR appearance with anatomic sections. AJNR 10: 1105

2 MRT peripherer Weichteile

K. BOHNDORF

2.1 Untersuchungstechnik

Die kernspintomographische Untersuchung der peripheren Weichteile basiert in erster Linie auf T1- und T2-gewichteten Spinechobildern. Bei den Weichteiltumoren und Entzündungen ergeben sich zusätzlich Einsatzmöglichkeiten für die Gradientenechosequenzen und das Gadolinium-DTPA als Kontrastmittel (Tabelle 2.1).

T2-gewichtete FLASH-Sequenzen mit relativ langer Repetitionszeit (TR 300–400 ms), einer Echozeit von 22 ms und einem Flipwinkel von 40° haben sich unserer Erfahrung nach zur Abklärung von Weichteilprozessen ebenfalls bewährt. Im Vergleich zum T2-gewichteten SE-Modus ermöglicht diese FLASH-Sequenz eine nahezu gleiche Schichtzahl bei kürzerer Untersuchungszeit. Vorteilhaft ist zudem

Tabelle 2.1. Untersuchungstechnik bei Läsionen der peripheren Weichteile

Primäruntersuchung		
	1	2
Meßsequenz	SE	SE
TR [ms]	400–600	1800–2200
TE [ms]	20–30	20/90–120 (Doppelecho)
Schichtdicke [mm]	5–8	5–8
Schichtzahl	Maximal	Maximal
Bildebene	Transversal	Koronar (Sagittal/transversal)
Meßdurchgänge	2	1

Bei pathologischem Prozeß (fakultativ)			
	3	4	5
Meßsequenz	Gradientenecho (FLASH)	SE	SE mit Gd-DTPA
TR [ms]	300–400	2000	400–600
TE [ms]	20	Multiecho	20–30
Schichtdicke [mm]	5–10	5–10	5–10
Schichtzahl	Maximal	1	Maximal
Bildebene	Entspr. Pathologie	Entspr. Pathologie	Entspr. Pathologie
Meßdurchgänge	2–4	1	2

22   MRT peripherer Weichteile

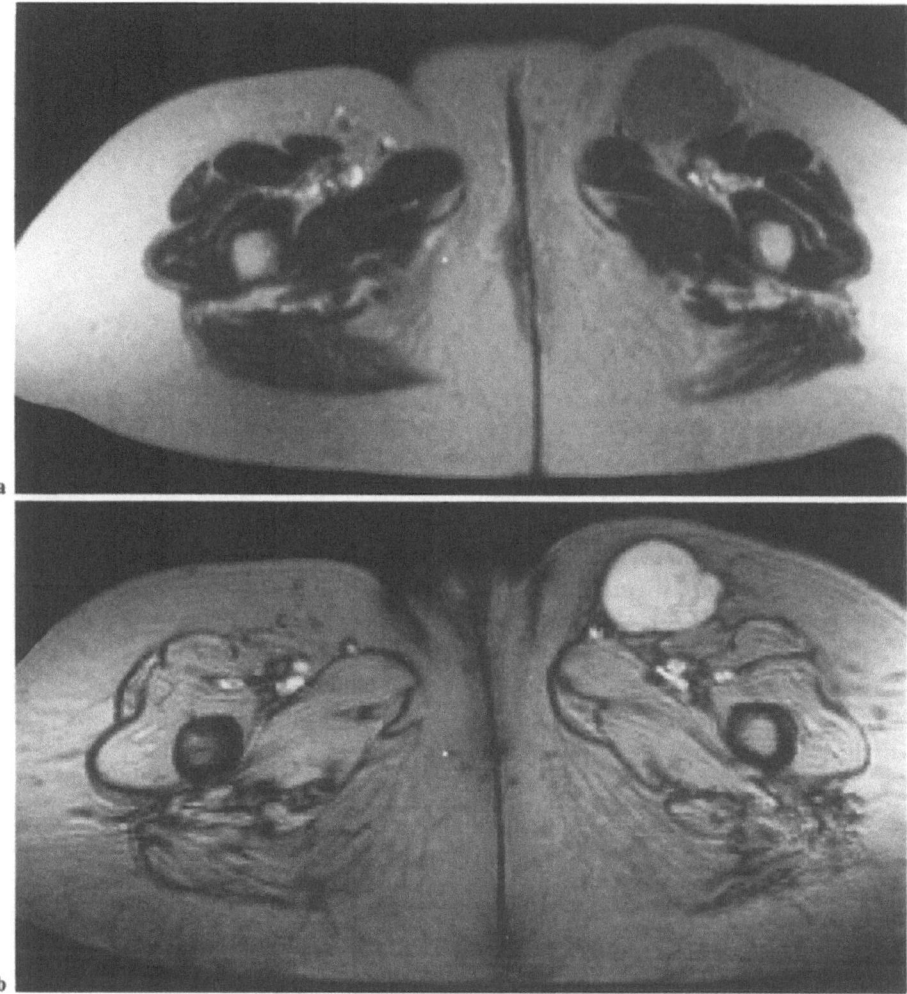

Abb. 2.1a, b. Malignes Lymphom inguinal. 50 J., m. **a** Der Tumor bleibt auch im stark T2-gewichteten Bild (TR 2000 ms, TE 150 ms) im Vergleich zum Fettgewebe signalarm. **b** Im Gradientenechobild (FLASH, 400 ms, TE 22 ms, 30°) signal- und kontrastreiche Abbildung

die bessere Beurteilung der Gewebehomogenität und eine kontrastreichere Darstellung von Tumoren (Abb. 2.1), Zysten und Abszessen.

2.2 Gaseinlagerungen

Luft bzw. Gas ist protonenlos und damit in allen Meßsequenzen ohne Signal. Aufgrund der Morphologie und Topographie (z. B. Luft in Hernien, Luft-Flüssigkeits-Spiegel) gelingt kernspintomographisch teilweise die Zuordnung. Eine Unterscheidung von verkalkten Strukturen ist aufgrund des Signalverhaltens allein nicht möglich. Die MRT ist ungeeignet zur Beurteilung kleiner Gasmengen; feine Luftblasen sind nicht eindeutig zu identifizieren. Damit können kernspintomographisch wertvolle artdiagnostische Hinweise entgehen (DD: Tumor/Abszeß).

2.3 Verkalkungen/Ossifikationen

Kernspintomographisch sind in der Regel auch kleine Verkalkungen - bei Verwendung hochauflösender Oberflächenspulen - als signallose Areale zu erkennen. Die Beurteilbarkeit von Verkalkungen und Verknöcherungen bleibt jedoch deutlich hinter den Möglichkeiten der Röntgenaufnahme und insbesondere der Computertomographie zurück. Die schon radiologisch nicht selten schwierige Entscheidung Verkalkung/Ossifikation und der Nachweis einer eindeutigen Knochentextur und Trabekelbildung ist kernspintomographisch nicht möglich.

2.4 Blutung/Hämatom

Zur Beurteilung von Blutungen sind T1- und T2-gewichtete Spinechobilder geeignet.
  Experimentelle und klinische Untersuchungen belegen, daß Blutungen insgesamt ein sehr variables Signalmuster aufweisen und sich insbesondere ihr Signalverhalten in Abhängigkeit vom Alter ändert (Unger et al. 1986; Rubin et al. 1987). Frische Blutungen (1-3 Tage) sind im T1-gewichteten Bild isointens oder hyperintens im Vergleich zur Muskulatur oder Organen wie Leber, Milz, Hoden, Schilddrüse (Abb. 2.2). Im T2-gewichteten Bild liegt in der Regel eine Signalerhöhung vor, es können jedoch auch schon im Akutstadium fleckige Signalminderungen auftreten. Die T1-Zeiten sinken langsam schon nach 48 h und deutlich im subakuten oder chronischen Stadium ab, so daß zumindest Teile der Blutung eine Signalanhebung im T1-gewichteten Bild erfahren und isointens zum Fett werden können (Abb. 2.3). In T2-gewichteten Bildern liegt die Signalintensität meistens deutlich höher als beim Fett.
  Darüber hinaus zeigen Hämatome in einem Teil der Fälle ein inhomogenes Signalverhalten im T2-gewichteten Bild mit irregulären, signalärmeren Zonen (Abb. 2.4). Diese sind mit Suszeptibilitätseffekten durch noch intakte, desoxygenierte Erythrozyten zu erklären. Nicht selten findet sich auch eine relativ charakteristische „Kapsel", die aus 2 Strukturen aufgebaut ist: Innen findet sich im T1-gewichteten Bild eine signalreiche schmale Zone, außen ein sowohl im T1- als auch T2-gewichteten Bild signalarmer Ring. Ersteres wird dem Methämoglobin (kurzes T1), letzteres dem Hämosiderin zugeordnet.
  Eigene Erfahrungen bestätigen die Ansicht von Ehman et al. (1988), daß bei hohen Feldstärken (1,5 T) das Signalverhalten von Hämatomen gleichen Alters ausgesprochen uneinheitlich ist und dem oben skizzierten Verlauf nicht immer folgt. Festzuhalten ist, daß die Relaxationszeiten T1 und T2 von Einblutungen

24 MRT peripherer Weichteile

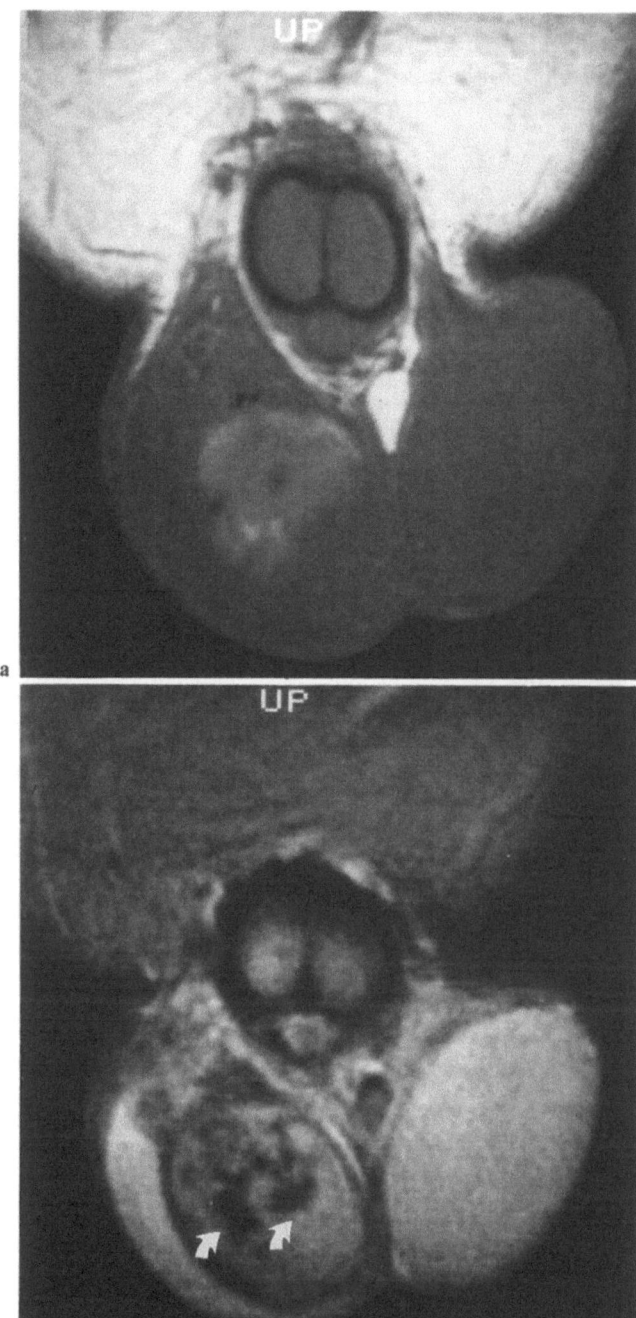

Abb. 2.2. Hodeneinblutung nach Hodentorsion (vor 2 Tagen). **a** Im T1-gewichteten Bild deutliche Signalanhebung als Zeichen der Einblutung (TR 600 ms, TE 22 ms). **b** Im T2-gewichteten Bild ist der leicht verkleinerte Hoden von einer Hydrozele abzugrenzen. Fleckige, signalarme Areale *(Pfeile)* als Folge von Suszeptibilitätsartefakten (TR 2200 ms, TE 90 ms)

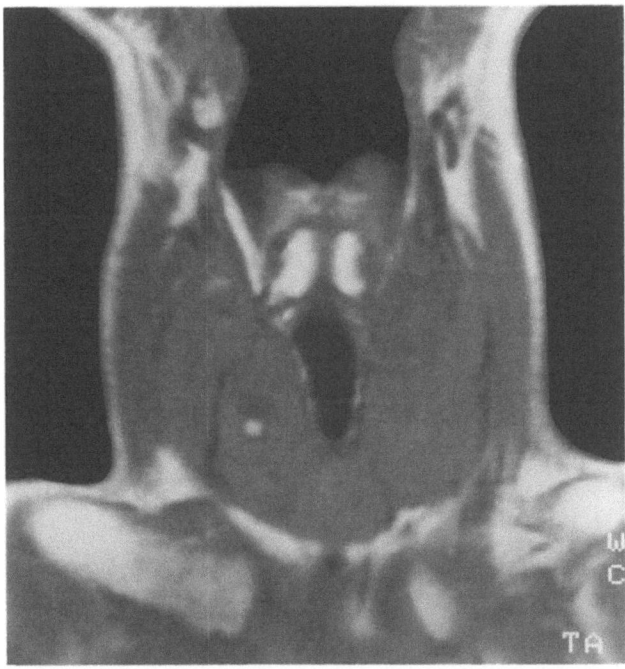

Abb. 2.3. Kleine Blutung in regressiv verändertem Schilddrüsenadenom (TR 600 ms, TE 22 ms)

und umschriebenen Hämatomen einer Vielzahl von Veränderungen unterliegen: der Proteinkonzentration, dem Paramagnetismus der unterschiedlichen Blutabbauprodukte und der Spindiffusion. Der Einfluß dieser einzelnen Prozesse ist zudem vom Gehalt zellulärer Elemente im Hämatom abhängig. Insgesamt sind die Kenntnisse über das Signalverhalten von extrakraniellen Blutungen keinesfalls als abgeschlossen zu betrachten.

Trotz dieser Einschränkungen können aufgrund der beschriebenen Suszeptibilitätsartefakte und bei kurzer Relaxationszeit T1 Hämatome von anderen Flüssigkeitsansammlungen, Abszessen und Weichteiltumoren in einer Vielzahl von Fällen abgegrenzt werden.

2.5 Tumoren und tumorähnliche Läsionen

2.5.1 Charakteristika peripherer Weichteiltumoren

Die peripheren Weichteiltumoren nehmen ihren Ausgang vom Korium, dem subkutanen Fettgewebe, den Faszien, den Muskeln und Aponeurosen, vom periartikulären Gewebe und von peripheren Nerven. Trotz dieser sehr unterschiedlichen Ursprungsgewebe und der Vielzahl von Tumoren (die WHO-Klassifikation aus dem Jahre 1969 unterscheidet allein 101 Einzeltumoren) ähneln sich die Tumoren in ihrem biologischen Verhalten. Sie werden daher aus klinisch-praktischen Gründen als Weichteiltumoren zusammengefaßt.

26 MRT peripherer Weichteile

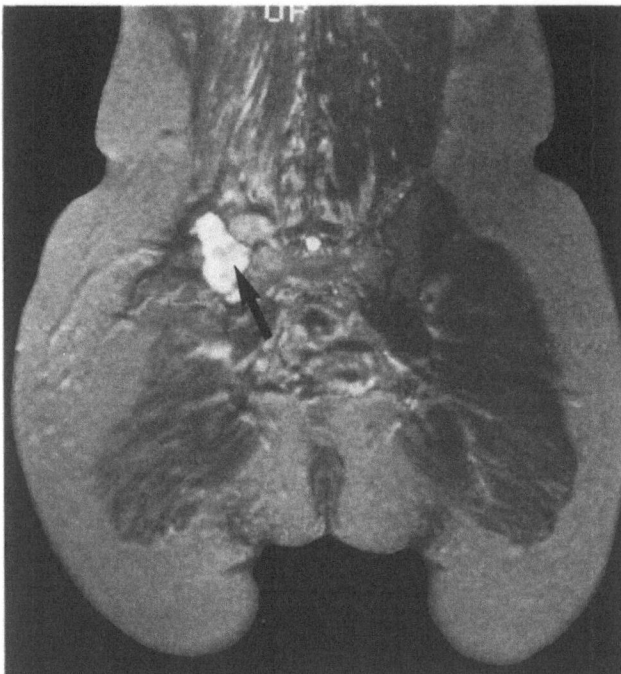

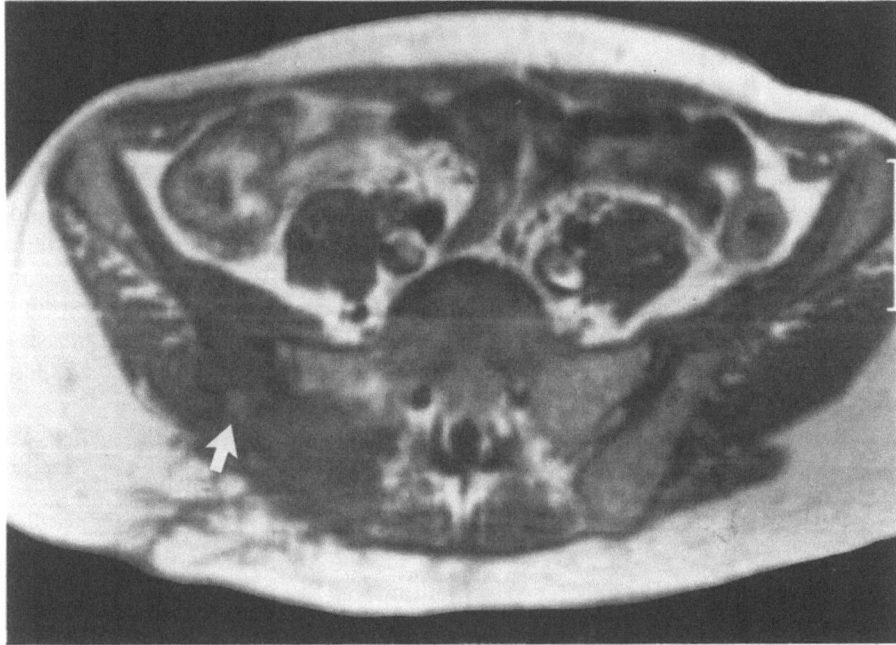

Abb. 2.4a, b. Postoperative, blutige Sekretion in die Wundhöhle. Zustand nach Entfernung eines Weichteiltumors vor 4 Wochen. Unauffälliger postoperativer Verlauf. **a** Signalreicher, umschriebener Bezirk mit signalarmen Binnenstrukturen *(Pfeil)*. Die Rumpfmuskulatur kranial der Blutung ist ödematös verändert (TR 2200 ms, TE 90 ms). **b** Im T1-gewichteten Bild (TR 600 ms, TE 15 ms) sind nur einzelne, schwach signalreichere Areale nachzuweisen *(Pfeil)*

Sowohl für die Wahl der chirurgischen Therapie als auch für die Interpretation und Wertung der verschiedenen bildgebenden Verfahren sind eine Reihe anatomischer und pathologischer Besonderheiten der *Weichteilsarkome* von großer Bedeutung:

1) Weichteilsarkome breiten sich in zentrifugaler Richtung aus. Normale anatomische Strukturen, insbesondere Muskeln, werden komprimiert und atrophieren.
2) In der Umgebung der Weichteilsarkome – dies gilt vor allem für die hochmalignen Formen – entwickelt sich eine peritumorale „Reaktionszone", die durch Ödem und verstärkte Vaskularisierung charakterisiert ist. Wesentlich ist, daß in dieser peritumoralen Ödemzone makroskopisch und/oder mikroskopisch Tumorknoten und/oder kleine Tumorzellnester häufig nachzuweisen sind.
3) Gelegentlich sind „Skipmetastasen" bei hochmalignen Sarkomen in makroskopisch normalem Gewebe nachzuweisen. Diese gruppieren sich meistens um die Gefäße.
4) Weichteilsarkome respektieren Faszien und penetrieren nur selten in benachbarte anatomische Kompartimente. Die Verletzung faszialer Kompartimentgrenzen durch chirurgische Eingriffe stellt eine potentielle Möglichkeit der Verschleppung von Tumorzellen dar und muß bei der operativen Planung berücksichtigt werden.
5) Die hämatogene Metastasierung dominiert als Form der Dissemination. Ein Lymphknotenbefall ist bei Weichteilsarkomen erst im Spätstadium der Erkrankung zu finden.

2.5.2 Morphologie, Signal- und Relaxationsverhalten

Die bisherigen Erfahrungen belegen, daß die Mehrzahl der Weichteiltumoren durch eine Verlängerung sowohl der T1- als auch der T2-Zeit gegenüber Muskulatur und Fett charakterisiert ist (s. Kap. 1).

Entsprechend sind im T1-gewichteten Bild die Tumoren als Zonen geringerer Signalintensität gegenüber Knochenmark und Fettgewebe zu erkennen. Dagegen besteht gegenüber der Muskulatur nur ein ungenügender Kontrast. Im Protonen- und T2-gewichteten Bild heben sich die tumorösen Prozesse in der Mehrzahl der Fälle als signalintensive Zonen von der Muskulatur ab.

Erlemann et al. (1988) haben Weichteiltumoren mit FLASH-Sequenzen untersucht (TR 40 ms, TE 10 ms, Flipwinkel 10° und 90°). Bei diesen kurzen Repetitions- und Echozeiten erwiesen sich zur Abklärung von Weichteiltumoren die kurzen Flipwinkel überlegen, da die Tumoren signalreich zur Abbildung kamen, ohne daß jedoch immer zuverlässig eine Grenzziehung zur Muskulatur möglich war.

Die der bildgebenden Diagnostik zugänglichen Kriterien zur Trennung benigner von malignen Tumoren beruhen auf der Analyse der Morphologie: Scharfe, klar abgrenzbare Läsionen sind eher benignen Prozessen zuzuordnen, im Gegensatz zu den irregulären, malignomverdächtigen Läsionen. Infiltration umgebender Fettstrukturen, peritumorales Ödem, Ausdehnung auf mehrere Muskelgruppen oder Kompartimente und Beteiligung von Gefäßen und Knochen sind Kriterien für Malignität, ohne daß sich hieraus spezifische Unterscheidungsmerkmale ergeben, da alle beschriebenen Befunde sowohl bei benignen als auch malignen Tumoren auftreten können. Sowohl benigne als auch maligne Geschwülste können MR-tomographisch ein inhomogenes Signal zeigen, wobei jedoch bei malignen Tumoren dieser Befund häufiger zu erheben ist.

28 MRT peripherer Weichteile

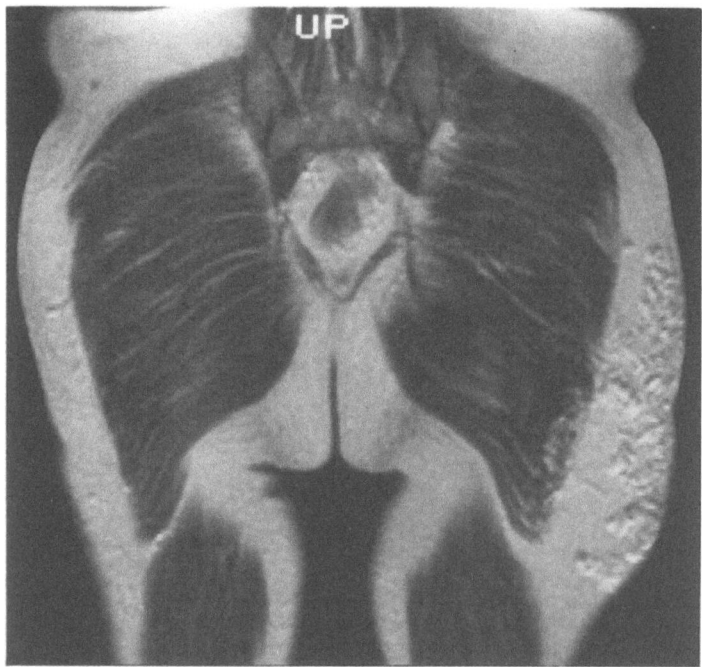

Abb. 2.5. Hämangiom. 55 J., m. Signalreiche, punktförmige Areale im subkutanen Fettgewebe des linken Oberschenkels und der Glutäalregion. Die kappenförmigen, signalarmen Areale sind als Chemical-shift-Artefakte anzusehen (TR 1500 ms, TE 90 ms)

Hämangiom

Bei den oberflächlich, subkutan gelegenen Hämangiomen handelt es sich um Areale geringer Signalintensität im T1-gewichteten Bild, die punktförmig-konfluierend zur Abbildung kommen. In den T2-gewichteten Bildern finden sich sehr signalreiche, punktförmige Areale, die partiell von signalarmen Bezirken – auch diese eher streifig, punktförmig – durchsetzt werden (Abb. 2.5).

Das sehr inhomogene Signalverhalten sowohl im T1- als auch T2-gewichteten Bild ist Ausdruck der Zusammensetzung aus blutgefüllten Gefäßkanälen, Fetteinlagerungen, fibrösem Gewebe sowie Hämosiderinablagerungen. Zudem sind bei subkutanen, im Fettgewebe liegenden Hämangiomen Chemical-shift-Artefakte zu beachten.

Die tief in der Muskulatur liegenden Hämangiome sind eher flächig, traubenförmig ausgebildet und sehr signalreich im T2-gewichteten Bild (Abb. 2.6). Serpiginöse, signallose Gefäße sind manchmal abgrenzbar, jedoch lassen sich die zuführenden Gefäße in der Regel nicht identifizieren. Morphologie und Signalverhalten erlauben in der Regel eine spezifische MRT-Diagnose!

Tumoren und tumorähnliche Läsionen 29

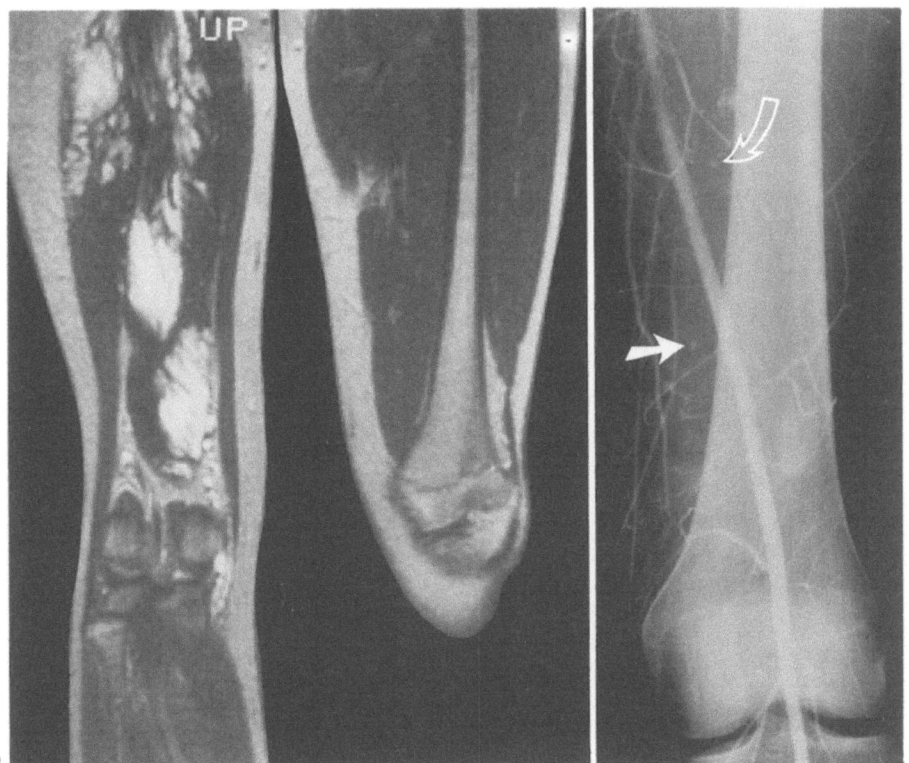

Abb. 2.6a, b. Hämangiom. 16 J., w. **a** Teils flächige, teils traubenförmige signalreiche Läsionen in der Muskulatur des rechten Oberschenkels (TR 1800 ms, TE 100 ms) **b** Angiographie: Multiple, fleckförmige Kontrastmittelanreicherungen *(Pfeile).* Die Ausdehnung des Hämangioms ist angiographisch nicht voll zu erfassen

Lipom

Lipome sind homogene, sowohl im T1- als auch T2-gewichteten Bild signalreiche Bezirke. Sie sind gut abgegrenzt, in einem Teil der Fälle sind feine fibröse Kapseln zu erkennen (Abb. 2.7). Spezifische Artdiagnose mit der MRT!

Fibrome/Narben

Sowohl Fibrome als auch ältere (>6 Monate) narbige Veränderungen sind durch eine kurze T2-Zeit charakterisiert, sind also im T2-gewichteten Bild signalarm und von der Mehrzahl der Weichteiltumoren, den Abszessen, Hämatomen und Zysten abgrenzbar. Nach den bisherigen, MRT und Histologie korrelierenden Untersuchungen ist die Kombination von hohem Kollagengehalt und geringer Zellzahl die Ursache für das beschriebene Relaxations- und Signalverhalten (Sundaram et al. 1987).

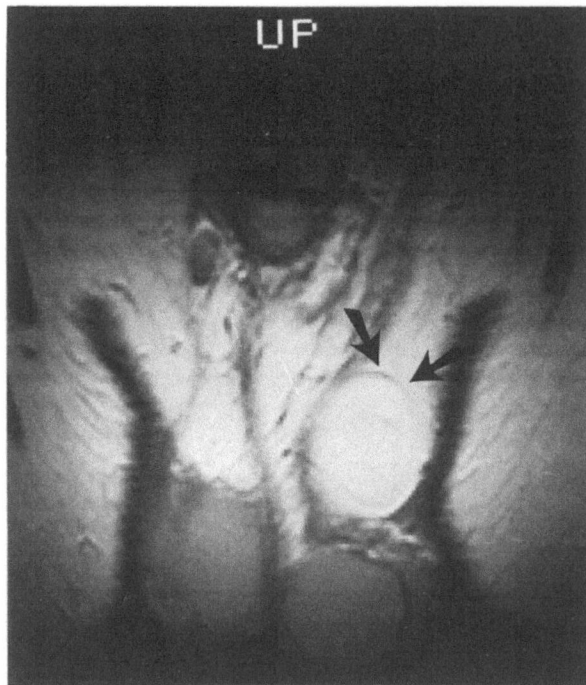

Abb. 2.7. Lipom. 32 J., m. Fettäquivalente Raumforderung kranial des linken Hodens, der von einer feinen Membran umgeben ist *(Pfeile)*. Der Tumor imponierte klinisch prall-elastisch (TR 600 ms, TE 15 ms)

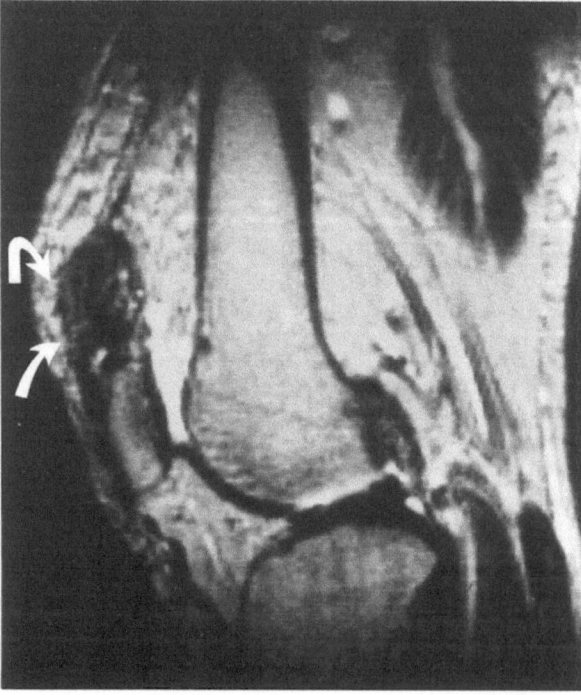

Abb. 2.8. Desmoid. 44 J., m. Signalarmer Tumor suprapatellar auch im T2-gewichteten Bild (TR 2000 ms, TE 90 ms)

Demgegenüber sind frische postoperative Veränderungen zellreich und durch eine ödematöse Interzellularsubstanz gekennzeichnet. Entsprechend sind sie im T2-gewichteten Bild signalreich.

Aggressive Fibromatose/Desmoid

Die aggressive Fibromatose ist ein lokal aggressiv wachsender, fibröser Tumor mit häufigem Lokalrezidiv. Der Tumor metastasiert nicht.

Diese Tumoren sind durch ein sehr unterschiedliches Signalverhalten gekennzeichnet. Es kommt häufig nur zu einer geringen Signalanhebung im T2-gewichteten Bild oder nach Gabe von Gadolinium-DTPA. Ein Teil der Tumoren bleibt sowohl im T1- als auch T2-gewichteten Bild isointens zur Muskulatur (Abb. 2.8).

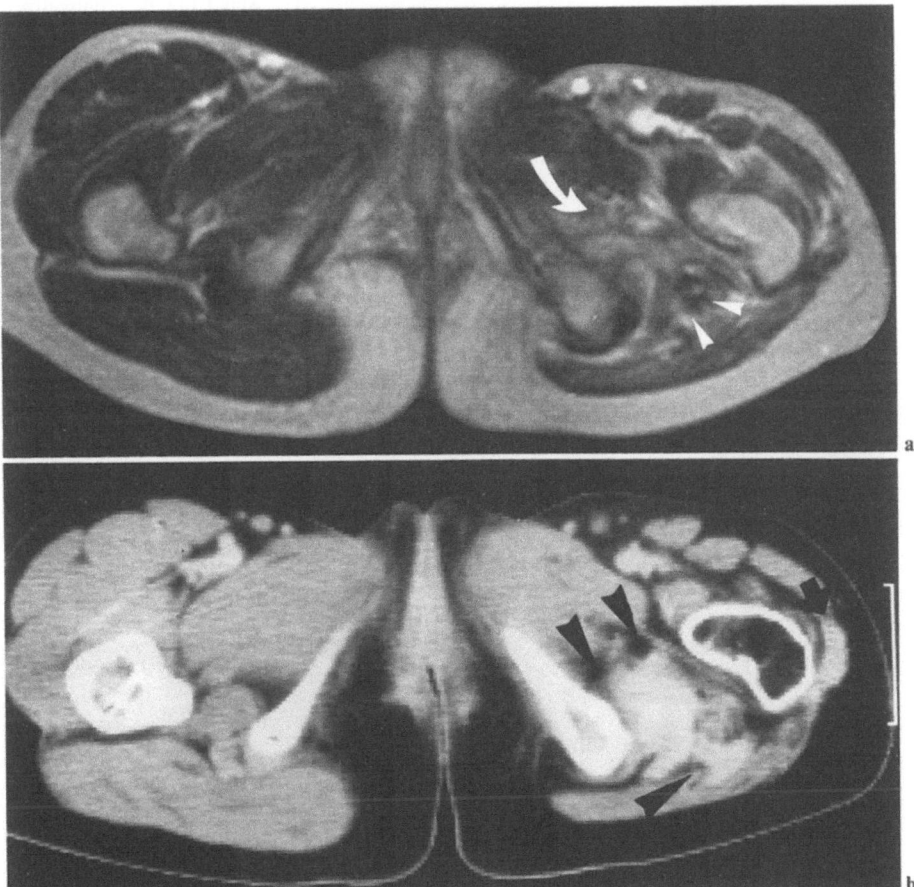

Abb. 2.9 a,b. Aggressive Fibromatose (Rezidiv). 16 J., w. **a** Inhomogene Signalanreicherung *(Pfeil)* mit signalarmen Anteilen *(Pfeilspitzen)* zwischen Os ischiadicum und Femur sowie lateral des Femurs. Keine sichere Abgrenzung des Tumors zur atrophischen Oberschenkel- und Glutäalmuskulatur (TR 1500 ms, TE 100 ms). **b** CT nach KM-Applikation: Der infiltrativ wachsende Tumor *(Pfeile)* zeigt eine deutliche Dichteanhebung

Hervorzuheben ist zudem die Signalinhomogenität eines Teils der Tumoren, einzelne Bezirke bleiben signallos (Abb. 2.9). Die Grenzen des Tumors sind häufig unscharf, entsprechend dem infiltrativen Charakter der Läsion.

Proliferative Myositis

Die proliferative Myositis ist das intramuskuläre Gegenstück zur proliferativen Fasziitis. Es handelt sich um eine benigne, pseudotumorale Fibroblastenproliferation, die sich diffus im Muskel ausbreitet.

MR-tomographisch handelt es sich um signalreiche (T2-gewichtetes Bild), unscharf begrenzte Läsionen, die jedoch die Fasziengrenzen respektieren (Abb. 2.10).

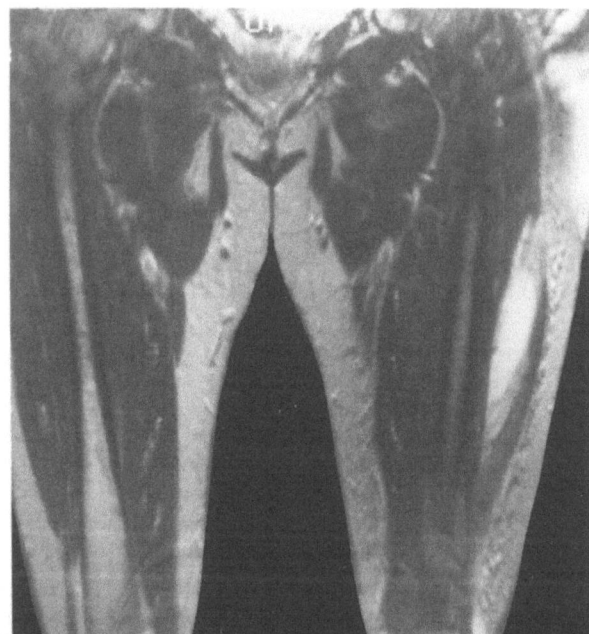
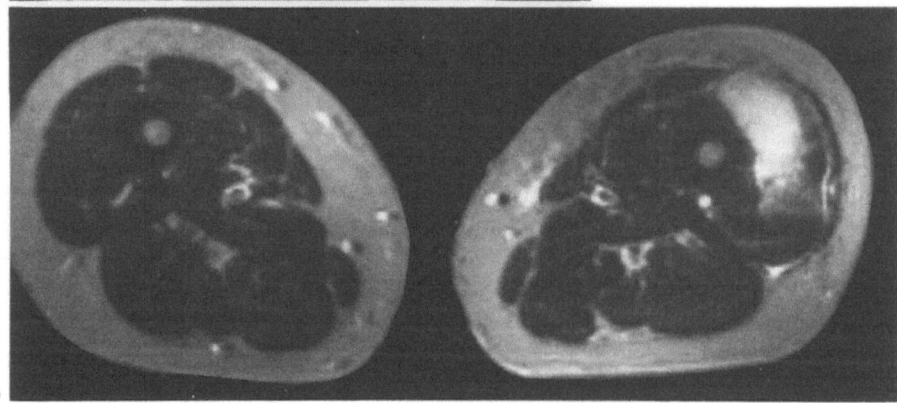

Abb. 2.10 a, b. Proliferative Myositis. 54 J., w. **a** Stark signalreicher Bezirk im M. vastus lateralis links. Scharfe Abgrenzung zum M. vastus intermedius. Koronare Schichtebene (TR 1800 ms, TE 90 ms). **b** In axialer Schichtebene bestätigt sich die intrakompartimentale Lage der tumorartigen Veränderung

Tumoren und tumorähnliche Läsionen 33

Endometriose

Gitelis et al. (1985) beobachteten einen Fall einer Endometriose in der tiefen Muskulatur des Oberschenkels. Der Tumor war sowohl im T1- als auch T2-gewichteten Bild signalarm. Histologisch fand sich intratumoral eine ausgeprägte Hämosiderinablagerung. Der MR-Befund ist mit der Eisenablagerung erklärt. Aufgrund

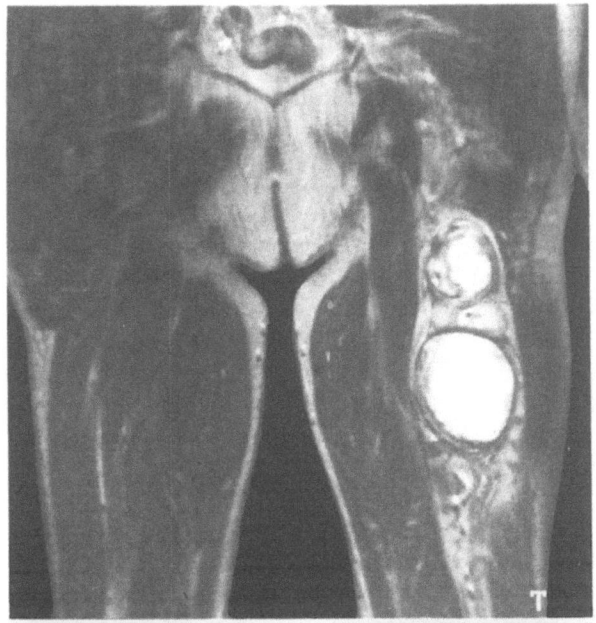

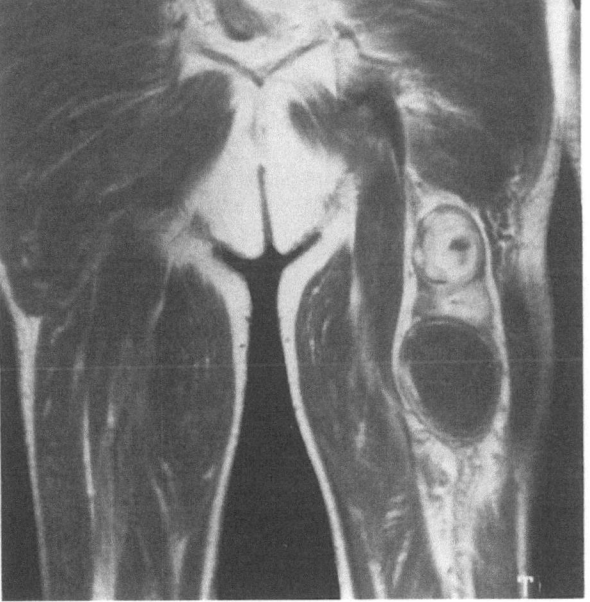

Abb. 2.11 a,b. Neurinom. 74 J., m. **a** Signalreicher, inhomogener und lobuliert aufgebauter Tumor (TR 2000 ms, TE 90 ms). **b** Nach Gabe von Gadolinium-DTPA (0,1 mmol/kg) sind die soliden von den zystischen Arealen besser zu trennen (TR 600 ms, TE 22 ms)

seiner paramagnetischen Eigenschaften führt Eisen zu einer Verkürzung insbesondere der T2-Zeit mit dem Ergebnis einer deutlichen Signalminderung.

Neurinome/Neurofibrome

Sowohl Neurinome als auch Neurofibrome (bei M. Recklinghausen) zeigen in der Regel ein homogenes Signalverhalten auch im T2-gewichteten Bild. Sie sind ausgesprochen signalreich im T2-gewichteten Bild. In Einzelfällen ist bei sehr langsamem Wachstum ein nekrotisch-zystischer Umbau möglich (Abb. 2.11).

Flüssigkeitsgefüllte Strukturen: Zysten, Bursen, Ganglien

Zysten und andere flüssigkeitsgefüllte Strukturen sind gut abgegrenzte, mit einer fibrösen (signalarmen) Kapsel versehene Gebilde. Die Signalintensität ist abhängig von der Zusammensetzung der Zystenflüssigkeit. Während im T2-gewichteten Bild die Zyste immer sehr signalreich ist, variiert die Signalintensität im T1-gewichteten Bild zwischen signalarm und intermediär (Blutbestandteile). Bei Ganglien ist im Einzelfall die Verbindung zum Gelenk nachzuweisen.

Als Sonderform ist die Bursitis ossificans anzusprechen, die wie ein Weichteiltumor mit amorpher Verkalkung imponiert. Kennzeichnend sind eine scharfe Grenzziehung zum umgebenden Fett, der fehlende infiltrative Charakter und die anatomische Zuordnung zu einer Bursa (Abb. 2.12).

Liposarkom

Liposarkome kommen sehr unterschiedlich zur Abbildung. Es finden sich sehr signalreiche (T2-gewichtetes Bild), relativ homogene, gelappte Tumoren. Teilweise liegen auch (signalreiche) Einblutungen und/oder Nekrosen vor, die ein inhomogenes Signalverhalten zur Folge haben. Nur selten sind eindeutig lipomatöse Anteile im Tumor nachzuweisen, die dann jedoch die Verdachtsdiagnose eines Liposarkoms erlauben. Die Tumorränder sind überwiegend unscharf, eine peritumorale Ödemzone ist häufig nachweisbar.

Chondrosarkom

Das Chondrosarkom der peripheren Weichteile ist häufig wenig verkalkt und in der MRT ausgesprochen signalreich (T2-gewichtetes Bild). Auffällig sind der bei größeren Tumoren häufig gelappte Aufbau und die relativ scharfen Tumorgrenzen.

Osteosarkom

Das Signalverhalten des sehr seltenen extraskelettalen Osteosarkoms ist abhängig vom Anteil der ossären Tumormatrix. Liegt viel Tumorosteoid vor, bleiben die Tumoren auch im Protonen- (Abb. 2.13) und T2-gewichteten Spinechobild signalarm. Mittels Gradientenechosequenzen (s. 2.1) sind diese Tumoren jedoch ebenfalls signalreich zur Abbildung zu bringen.

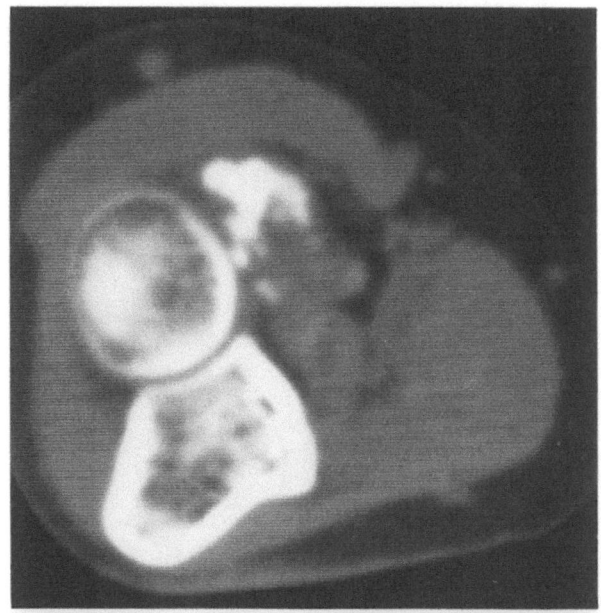

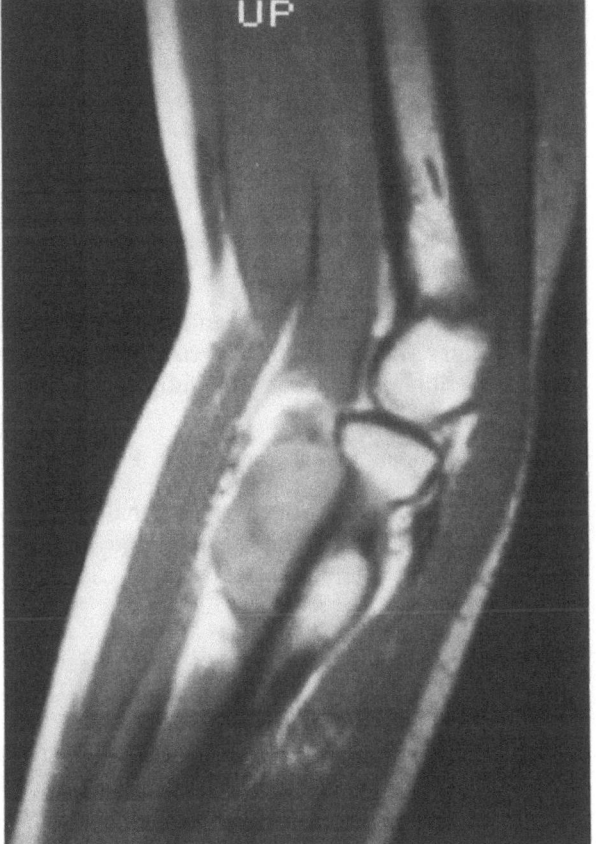

Abb. 2.12 a, b. Bursitis calcificans der Bursa bicipitoradialis. Tennisspielerin, 34 J.
a Die CT zeigt bei gedrehtem Arm ventral die grobschollig verkalkte Raumforderung in Höhe des Radiusköpfchens (axialer Schnitt).
b MRT: Die scharf begrenzte Raumforderung ist von Fett umgeben und zeigt signalarme, intratumorale Verkalkungen (TR 2000 ms, TE 15 ms)

36 MRT peripherer Weichteile

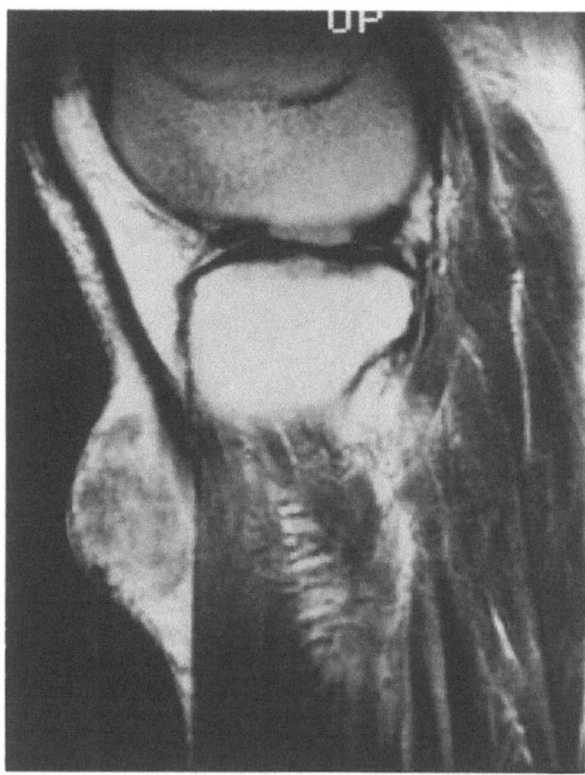

Abb. 2.13. Extraskelettales Osteosarkom. 60 J., m. Inhomogene, signalarme Raumforderung vor und unterhalb des Ligamentum patellae. Die signalarmen Areale entsprechen Verkalkungen (TR 2000 ms, TE 38 ms)

Malignes fibröses Histiozytom, malignes Schwannom, Leiomyosarkom, Rhabdomyosarkom

Die Tumoren folgen dem typischen Muster einer signalarmen Raumforderung im T1- und einer signalreichen, teilweise inhomogenen Läsion im T2-gewichteten Bild. Ein peritumorales Ödem ist häufig nachweisbar (Abb. 2.14).

Metastasen, maligne Lymphome

Sie folgen dem üblichen Muster eines signalarmen Areals im T1- und einer signalreichen Läsion im T2-gewichteten Bild. Die Tumoren sind häufig inhomogen und unscharf begrenzt (peritumorales Ödem!).

Gelenktumoren

Pigmentierte villonoduläre Synovialitis (PVNS)

Bei der PVNS handelt es sich um eine benigne, tumorähnliche Gelenkerkrankung mit diffuser Proliferation des synovialen Epithels und Bindegewebes. Häufigste Lokalisation: Kniegelenk.

Sowohl im T1- als auch T2-gewichteten Bild findet sich eine Verdickung der Synovialis, die raumfordernden Charakter annehmen kann. Auch im T2-gewichte-

Tumoren und tumorähnliche Läsionen 37

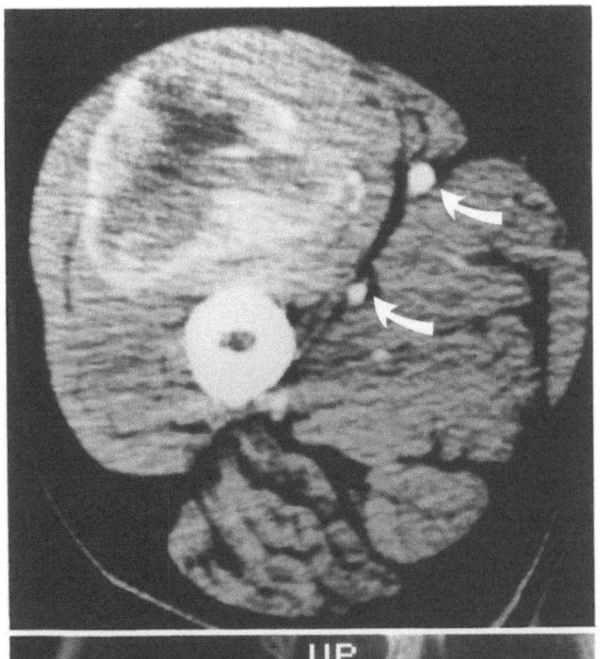

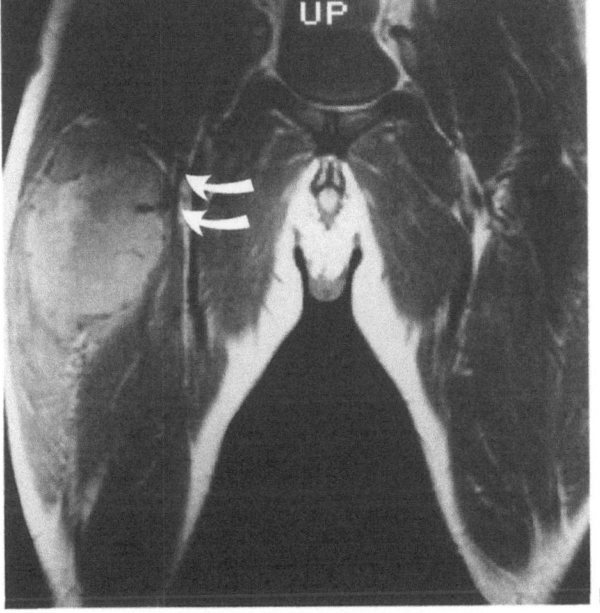

Abb. 2.14a, b. Leimyosarkom. 55 J., m. **a** CT unter Bolus-KM-Applikation: Randenhancement des zentral nekrotischen Tumors. Anfärbung der Aa. femoralis superficialis und profunda femoris *(Pfeile).* **b** MRT: Relativ scharf begrenzter, signalreicher Tumor, der bis zur A. profunda femoris *(Pfeile)* heranreicht. Peritumorales Ödem im M. vastus lateralis (TR 1800 ms, TE 22 ms)

ten Bild ist die Veränderung eher signalarm oder von mittlerer Signalintensität (Abb. 2.15). Dies ist durch den unterschiedlichen Gehalt an Eisen bedingt. Es liegt praktisch immer gleichzeitig ein - im T2-gewichteten Bild signalreicher - Gelenkerguß vor, der die PVNS demarkiert. Die Abgrenzung zur ebenfalls eisenspeichernden reaktiven Synovialitis, z. B. im Kniegelenk, gelingt kernspintomogra-

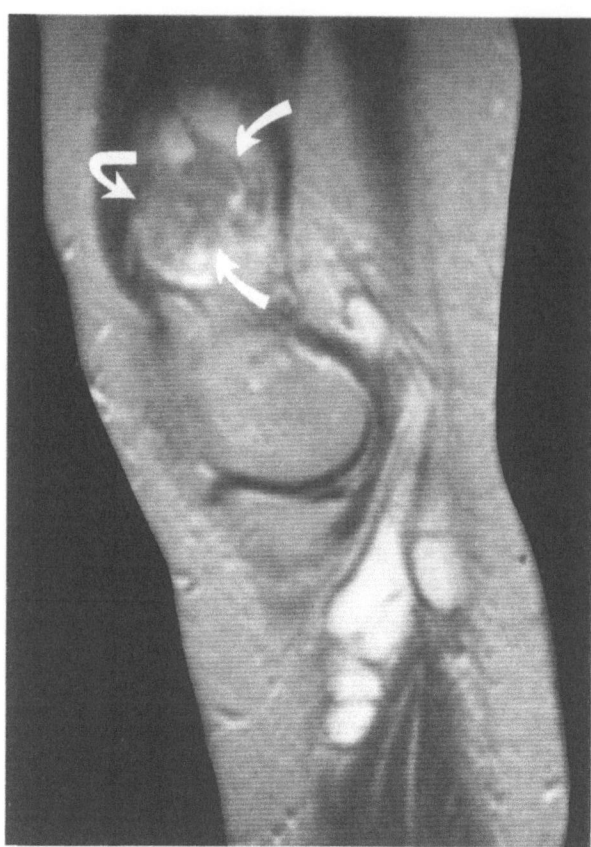

Abb. 2.15. Pigmentierte villonoduläre Synovialitis. 32 J., w. Signalarme Raumforderung *(Pfeile)*, umgeben von signalreichem Erguß im suprapatellaren Recessus. Retrotibiale, mit Gelenkerguß gefüllte Recessus (TR 1600 ms, TE 100 ms)

phisch nur, wenn die PVNS raumfordernden Charakter hat. Das Signalverhalten ist identisch.

Synoviales Sarkom (Synovialom)

Dieser Tumor geht häufig von den Gelenken aus, jedoch hat er manchmal auch seinen Ursprungsort in den Sehnenscheiden. Im T2-gewichteten Bild liegt ein signalreicher, relativ homogen strukturierter Tumor vor. Die Tumorgrenzen sind in der Regel scharf, ohne den Nachweis eines peritumoralen Ödems.

2.5.3 Verlaufskontrolle, Rezidivdiagnostik mittels MRT

Die Verlaufskontrolle und die Rezidivdiagnostik peripherer Weichteiltumoren mit bildgebenden Methoden gestaltet sich nicht selten schwieriger als die Primärdiagnostik. Nach Operation oder auch nur Biopsie eines Weichteiltumors ist die Aussagekraft der MR-Untersuchung eingeschränkt. Ödematöse Schwellungen, Hämatome, Narbenstränge sowie die veränderte Anatomie erschweren den sicheren Nachweis von Resttumorgewebe. Vanel et al. (1987) haben die MRT als Verlaufskontrollmethode bei 42 Patienten mit Zustand nach Operation oder Strahlentherapie eines peripheren Weichteiltumors eingesetzt. Sie konnten im T2-gewichteten Bild signalarme und signalreichere Bezirke im ehemaligen Tumorgebiet unterscheiden. Bei den Patienten mit einer signalarmen Läsion lag in 96% der Fälle kein Tumor vor, es handelte sich in allen (bis auf einen) Fällen um narbige Residuen. Alle Patienten nach Operation eines Weichteiltumors und dem MRT-Nachweis einer signalreichen Veränderung in der Verlaufskontrolle hatten ein Tumorrezidiv. Bei Patienten mit alleiniger Strahlentherapie eines Weichteiltumors und dem Nachweis einer signalreichen Läsion gelingt nach den Erfahrungen der Autoren keine sichere Differenzierung zwischen Tumor und radiatiobedingten, ödematösentzündlichen Veränderungen (Abb. 2.16).

Nach operativer Entfernung von Weichteiltumoren und tumorähnlichen Läsionen können kleine Lymphzysten und erweiterte Lymphgefäße über Jahre bestehen bleiben. Dies ist gerade bei der Differentialdiagnose zum subkutanen Hämangiomrezidiv zu beachten.

2.5.4 Staging von Weichteiltumoren mittels MRT

Der Erfolg gliedmaßenerhaltender Operationen ist in hohem Maße abhängig von einer exakten präoperativen anatomischen Lokalisation der Weichteiltumoren, da nur so eine korrekte Operationsplanung ermöglicht und Veränderungen der operativen Taktik während des Eingriffs vermieden werden. Präoperativ muß geklärt werden, ob die Läsion anatomischen Grenzen (Kompartimenten) zugeordnet werden kann, ob sie in extrafasziale Räume einbricht oder von diesen ausgeht.

Vorteil der MRT ist der hohe Kontrast zwischen normalem und pathologischem Gewebe, der gerade bei der Beurteilung primär in den Weichteilen lokalisierter Prozesse zum Tragen kommt. Es gelingt eine hervorragende Darstellung der Anatomie der Muskelbündel und der extrafaszialen Strukturen. Die Möglichkeit der genauen topographischen Zuordnung erleichtert die Planung der Tumorexstirpation. Die MRT erlaubt auch in der Mehrzahl der Fälle eine zuverlässige Beurteilung der Beziehung zwischen Tumor und großen Gefäßen (Abb. 2.17). Dies ist von Bedeutung für die chirurgische Therapie, da so ein evtl. erforderlicher rekonstruktiver gefäßchirurgischer Eingriff präoperativ eingeplant werden kann. Der MRT sind bei Anwendung der Körper- und Kopfspule in bezug auf die räumliche Auflösung jedoch Grenzen gesetzt, so daß Gefäße an den distalen Extremitäten nicht immer sicher identifiziert werden können. Oberflächenspulen sind häufig aus Gründen der Übersichtlichkeit sowie bei großen Tumoren nicht anwendbar. Die Frage einer Trennschicht zwischen Tumor und Knochen bzw. eines direkten Kontakts zwischen Tumor und Knochen beantwortet die Kernspintomographie zuverlässig. Kortikale Erosionen und periostale Reaktionen, bedingt durch den Weichteiltumor, sind jedoch mittels MRT ohne Anwendung hochauflösender Oberflächenspulen nur unzureichend oder gar nicht darzustellen.

Insgesamt hat sich die MRT als hochsensitive Methode zur Abbildung von Weichteiltumoren erwiesen. Die Möglichkeit der multiplanaren Schichtwahl, feh-

40 MRT peripherer Weichteile

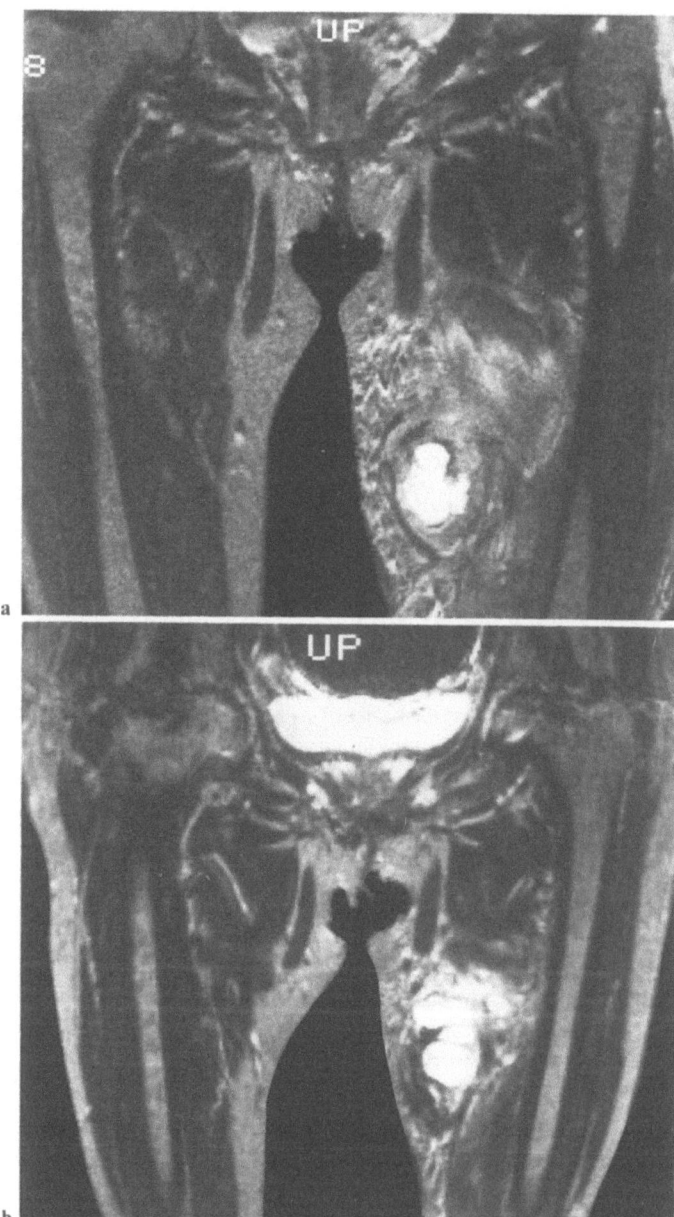

Abb. 2.16 a-d. Malignes fibröses Histozytom (Rezidiv) vor und nach Radiatio. 64 J., w. **a** Vor Radiatio: Großer, signalreicher Tumor mit nekrotisch-zystischen Anteilen. Eine scharfe Trennung zum peritumoralem Ödem ist nicht möglich. Ausgeprägte ödematöse Mitreaktion auch des subkutanen Fettgewebes (TR 2000 ms, TE 90 ms). **b** 3 Wochen nach Radiatio: Der Tumor ist weiter zystisch zerfallen. Das subkutane Ödem hat abgenommen. Keine sichere Trennung zwischen soliden und nekrotischen Tumoranteilen möglich (TR 2000 ms, TE 90 ms)

Tumoren und tumorähnliche Läsionen 41

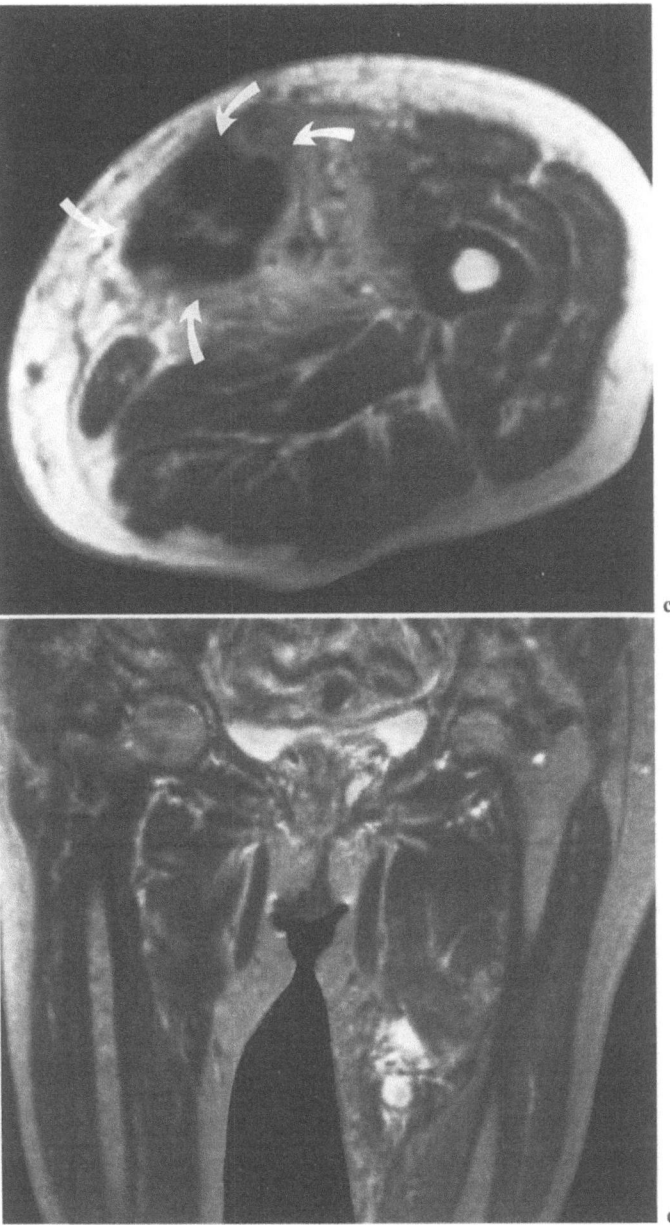

Abb. 2.16 c. 3 Wochen nach Radiatio: Nach Gabe von Gadolinium-DTPA (0,1 mmol/kg) demarkiert sich in axialer Schichtebene der nekrotische Tumoranteil signallos *(Pfeile)*. Der Resttumor zeigt eine Signalanhebung im Vergleich zur Muskulatur (TR 600 ms, TE 15 ms). **d** 5 Monate nach Radiatio: Fast vollständiger, nekrotischer Zerfall des Tumors bei insgesamt ausgeprägter Tumorvolumenreduktion (TR 2000 ms, TE 90 ms)

42   MRT peripherer Weichteile

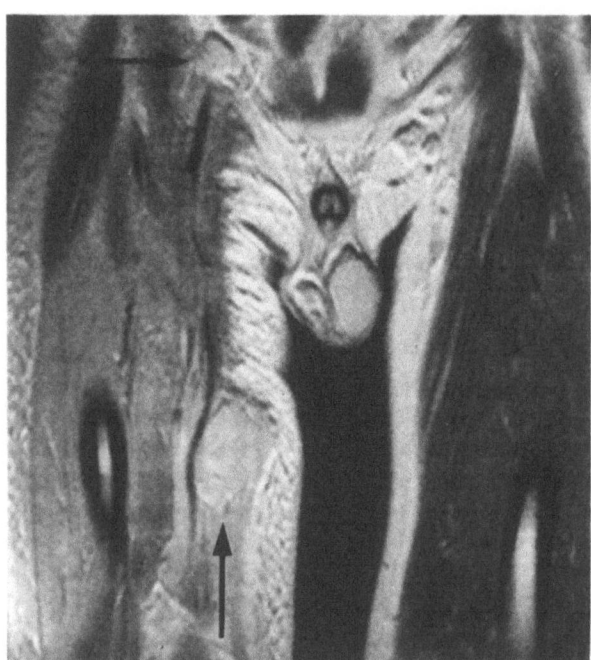

Abb. 2.17. Rezidiv eines malignen Schwannoms. 52 J., m. 2 Tumorknoten *(Pfeile)* sind in direktem Kontakt zu A. femoralis communis und superficialis *(dunkles Band)* zu erkennen (TR 1350 ms, TE 50 ms)

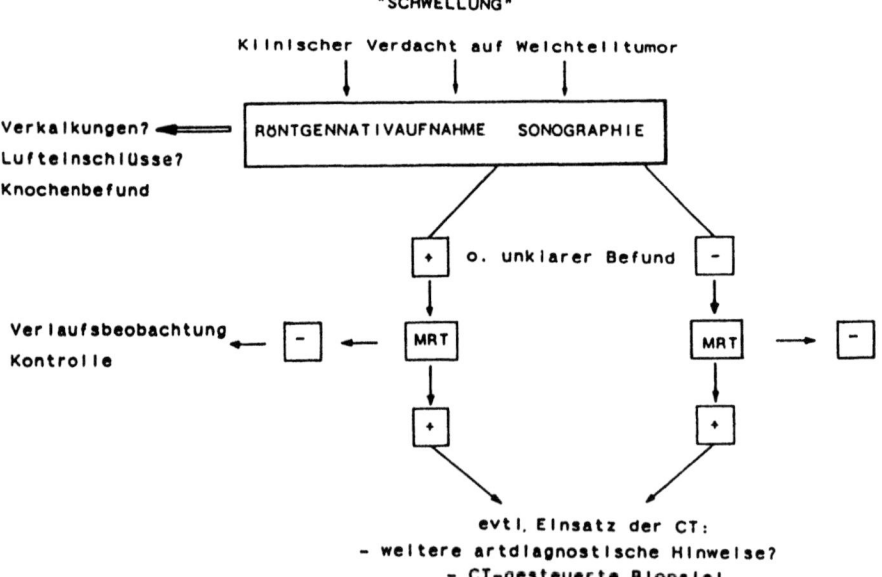

Abb. 2.18. Gestufter Einsatz bildgebender Verfahren bei klinischem Verdacht auf einen Weichteiltumor

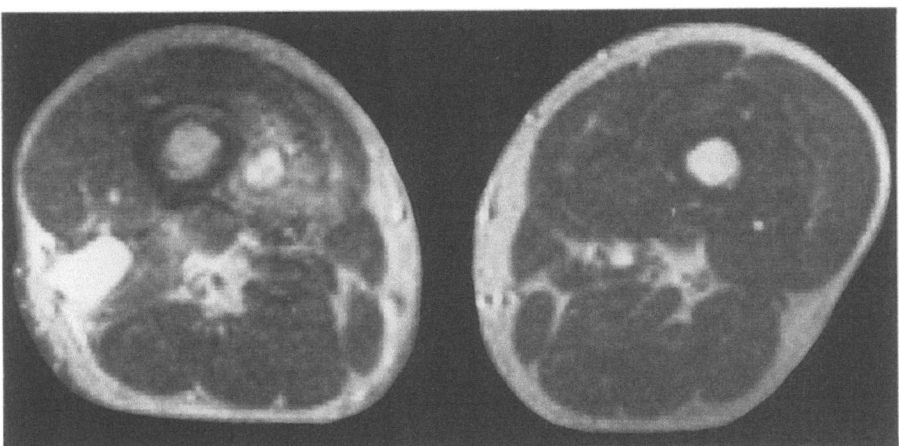

Abb. 2.19. Chronisch rezidivierende Weichteilabszesse nach Schußverletzung. 32 J., m. In axialer Schichtebene Darstellung zweier signalreicher Herde mit perifokalem Ödem. Relativ signalarmer Knochenbinnenraum bei Zustand nach Osteomyelitis. Kein Hinweis auf eine akute Knochenmitbeteiligung (TR 2000 ms, TE 90 ms)

lende knochenbedingte Aufhärtungsartefakte und die Darstellung vaskulärer Strukturen ohne Kontrastmittel machen die MRT zur definitiven Abklärung klinischer und sonographischer Befunde an den peripheren Weichteilen sowie zur Operationsplanung zur Methode der 1. Wahl (Abb. 2.18).

2.6 Abszeß, Entzündung

Die umschriebenen *Weichteilabszesse* zeigen eine rundliche, ovaläre oder polymorphe Konfiguration. Sie sind signalarm im T1- und sehr signalreich im T2-gewichteten Bild (Abb. 2.19 und 2.20) und manchmal von einer signalarmen Randzone umgeben. Diese ist histologisch einer fibrösen Kapsel zuzuordnen (Beltran et al. 1987). In der Mehrzahl der Fälle ist gleichzeitig mit dem Weichteilabszeß auch eine Osteomyelitis bzw. eine ödematöse Mitreaktion im Markraum zu beobachten. Die ödematöse Mitreaktion in der Umgebung von Abszessen, die auch nach einer Abszeßdrainage noch längere Zeit verbleibt, ist als Signalanhebung im T2-gewichteten Bild insbesondere in der Muskulatur, aber auch perifaszial und im Fettgewebe nachzuweisen.

Die gleichen Signalcharakteristika wie für Abszesse gelten für *Gelenkempyeme*, die mit oder ohne begleitende Osteomyelitis vorkommen können. Zu beachten ist insbesondere, daß Gelenkergüsse entzündlicher Genese nicht von steriler Flüssigkeit im Gelenk unterschieden werden können.

Die Weichteilbeteiligung im Rahmen einer *Osteomyelitis* ist im T2-gewichteten Bild ebenfalls sehr signalreich, jedoch irregulär konfiguriert und unscharf begrenzt. Dies gilt auch für Entzündungen am Fuß bei diabetischer Gangrän.

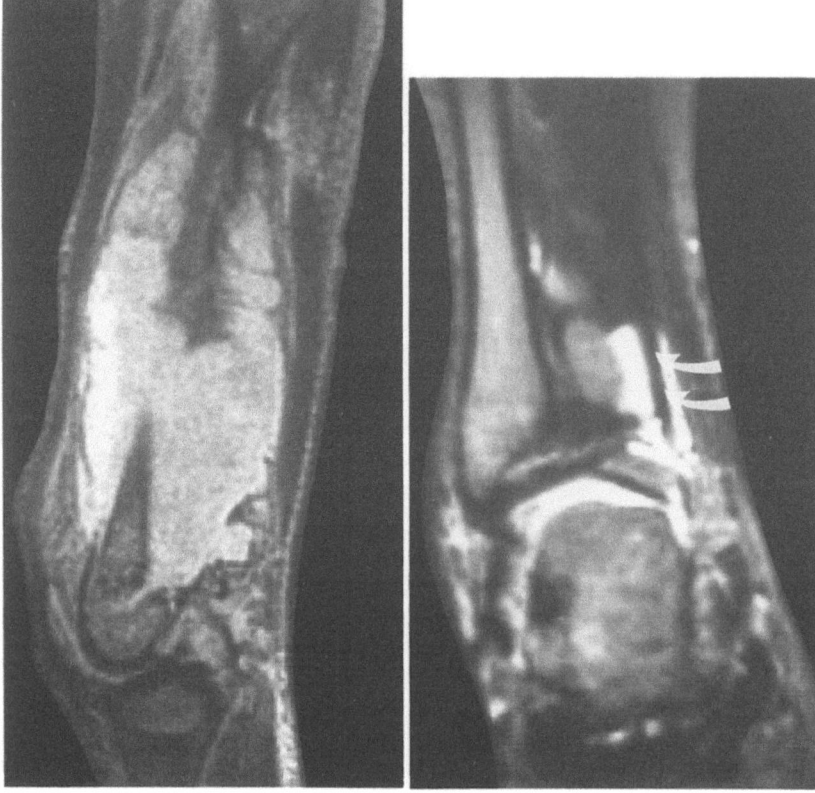

Abb. 2.20. Abszeß. 12 J., m. Großer, polymorph geformter, signalreicher Bezirk, der große Teile der Oberschenkelmuskulatur verdrängt bzw. zerstört hat

Abb. 2.21. Tendovaginits. 35 J., w. Die Sehne des M. tibialis posterior ist als signalloser, vertikaler Streifen *(Pfeile)* gut von der signalreichen umgebenden Flüssigkeit abzugrenzen (TR 2000 ms, TE 90 ms)

Eine *Tendosynovitis* erkennt man im T2-gewichteten Bild an einer bandförmigen signalreichen Zone, die sich entlang der Sehnen entwickelt (Abb. 2.21 und 2.22). Die umgebenden Weichteile sind häufig mitbeteiligt.

Die bisherigen Erfahrungen mit der MR-Tomographie belegen, daß die MRT die derzeit sensitivste Methode zum Nachweis von Entzündungen der Weichteile zu sein scheint. Einschränkend muß jedoch darauf hingewiesen werden, daß ein umfangreiches Untersuchungsgut noch nicht vorliegt. Die MR-Diagnostik verbessert die anatomische Zuordnung der Entzündung, insbesondere erlaubt sie die exakte Beurteilung, ob es sich um einen Weichteil- oder Knochenprozeß handelt bzw. ob eine Kombination von beidem vorliegt. Umschriebene Abszesse können von diffusen Weichteilentzündungen sicher unterschieden werden (Beltran et al. 1988). Artefakte durch Osteosynthesematerial beeinträchtigen in der Mehrzahl der Fälle die Diagnostik nicht. Die beschriebenen MR-Befunde bei Entzündungen der

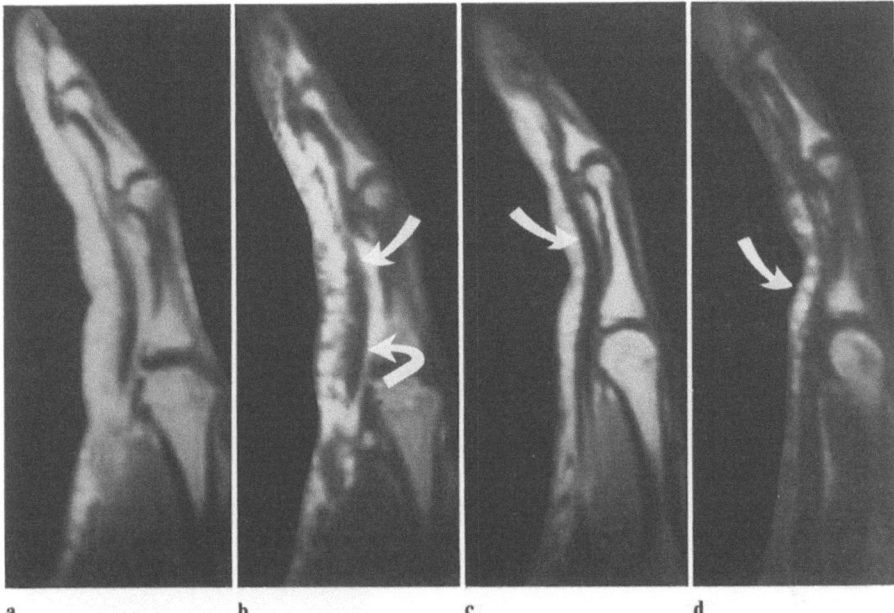

Abb. 2.22 a–d. Tendovaginitis. 42 J., w. **a, b** Protonen- (TE 22 ms) und T2-gewichtetes (TE 90 ms) Bild des Zeigefingers mit signalreicher Flüssigkeit entlang der signallosen tiefen Beugesehne *(Pfeile)*. Das subkutane Fettgewebe ist ödematös verbreitet (TR 2000 ms). **c, d** Der Mittelfinger derselben Hand ist bis auf eine geringe Ödemzone subkutan *(Pfeil* in **d**) unauffällig. Bessere Abgrenzung der tiefen Beugesehne im protonengewichteten Bild *(Pfeil* in **c**)

Weichteile bedürfen jedoch der sorgfältigen Korrelation mit klinischen und laborchemischen Daten, um eine korrekte Interpretation zu gewährleisten.

2.7 Muskelerkrankungen

2.7.1 Neuromuskuläre Erkrankungen

Ursachen neuromuskulärer Erkrankungen (nach Bulcke u. Baert 1982):
- Neurogene Myopathien (Störungen des ZNS oder peripherer Nerven),
- Myasthenien (Schädigung der neuromuskulären Verbindung),
- Myopathien (Störungen in der Muskelzelle selbst),
- sekundäre Myopathien (Inaktivität).

Die relativ monotone Reaktion auf die Störung der neuromuskulären Funktionseinheit beruht auf dem Ersatz der Muskelmasse durch Fettgewebe.

Aufgrund der unterschiedlichen Relaxationszeiten von Fett und Muskulatur gelingt es der Kernspintomographie:

- kleine, umschriebene Fetteinlagerungen kontrastreich abzubilden (Abb. 2.23),
- eine diffuse, vakuolenartige fettige Durchsetzung von größeren Muskelgruppen (Initialstadium aller neuromuskulären Erkrankungen) anhand der Relaxationszeiten bzw. Signalintensitäten zu erfassen,

46 MRT peripherer Weichteile

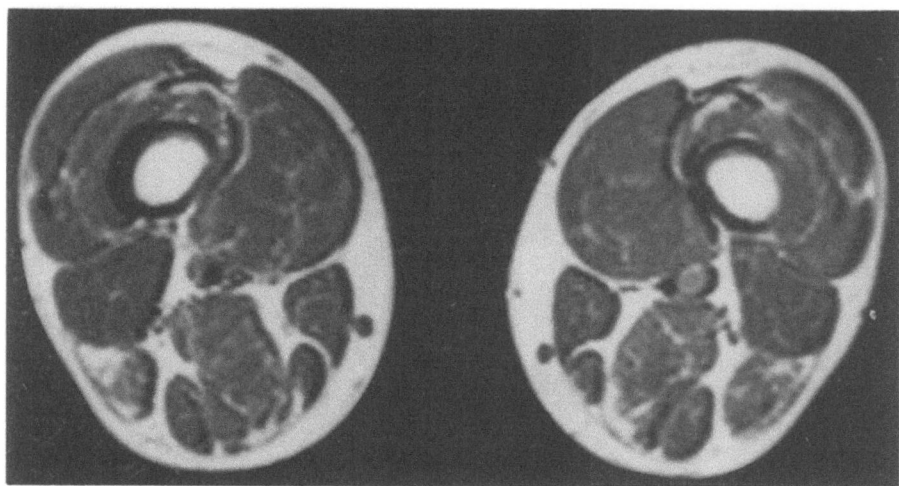

Abb. 2.23. Muskeldystrophie (Frühstadium). 34 J., m. Atrophie des M. biceps femoris beidseits, rechts mehr als links

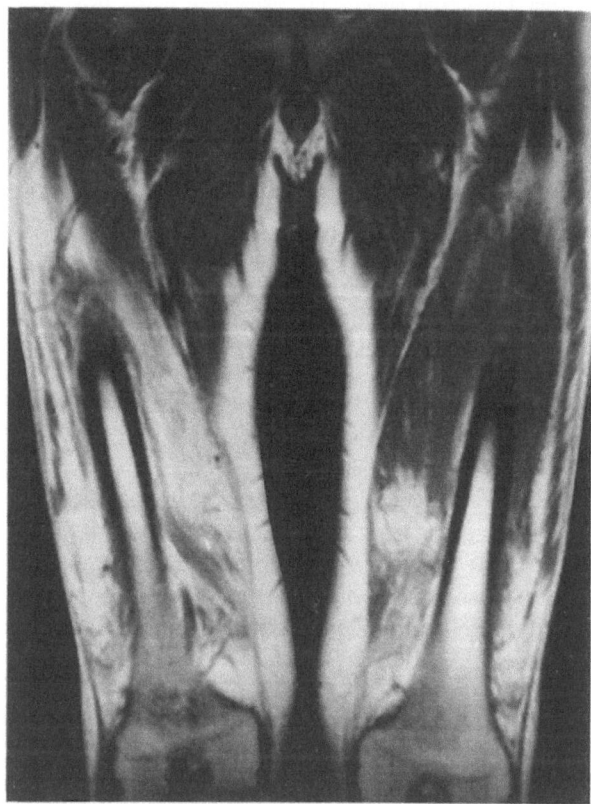

Abb. 2.24. Central core disease. 55 J., m. Ausgeprägte fettige Degeneration des M. vastus medialis und lateralis, rechts mehr als links (TR 500 ms, TE 30 ms)

Muskelerkrankungen 47

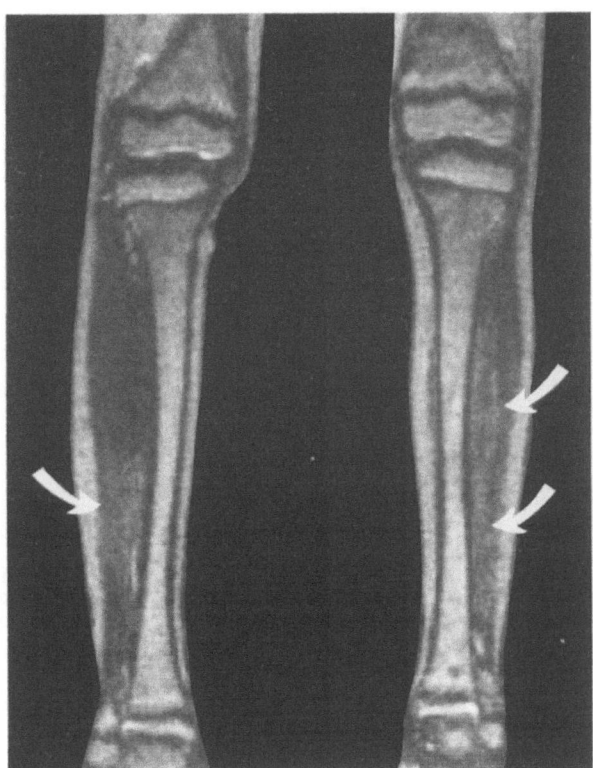

Abb. 2.25. Myositis bei M. Still. 5 J., w. Links diffuse, rechts eher umschriebene Signalanhebung der Unterschenkelmuskulatur *(Pfeile)*. Das Phänomen war unter Kortisongabe rasch rückläufig (TR 2000 ms, TE 90 ms)

- das Ausmaß des Ersatzes der Muskulatur durch Fett zu quantifizieren und damit einer Verlaufskontrolle zugänglich zu machen (Abb. 2.24),
- intakte oder kompensatorisch hypertrophierte Muskeln (Muskelgruppen) zu identifizieren und von lipomatös transformierten zu unterscheiden. Damit gelingt es, bestimmte Befallsmuster den einzelnen Erkrankungstypen zuzuordnen.
- Schließlich kann die krankengymnastische Übungsbehandlung selektiver Muskelgruppen gezielt geplant werden.

Der MRT kann eine komplementäre Rolle in der Beurteilung von neuromuskulären Erkrankungen zugesprochen werden. Ihr Einsatz ist vor allem zur Verlaufsbeobachtung und bei der Biopsieplanung von Bedeutung.

2.7.2 Myositis

Myositiden mit *kurzer Krankheitsdauer* (3-5 Monate) zeigen eine feingliedrige, signalreiche Auffaserung entlang der Muskelsepten im T1-gewichteten Bild. Im T2-gewichteten Bild sind diffuse Signalerhöhungen (Abb. 2.25), aber auch konfluierende, sehr signalreiche, von der Muskulatur abzugrenzende Areale nachzuweisen.

48 MRT peripherer Weichteile

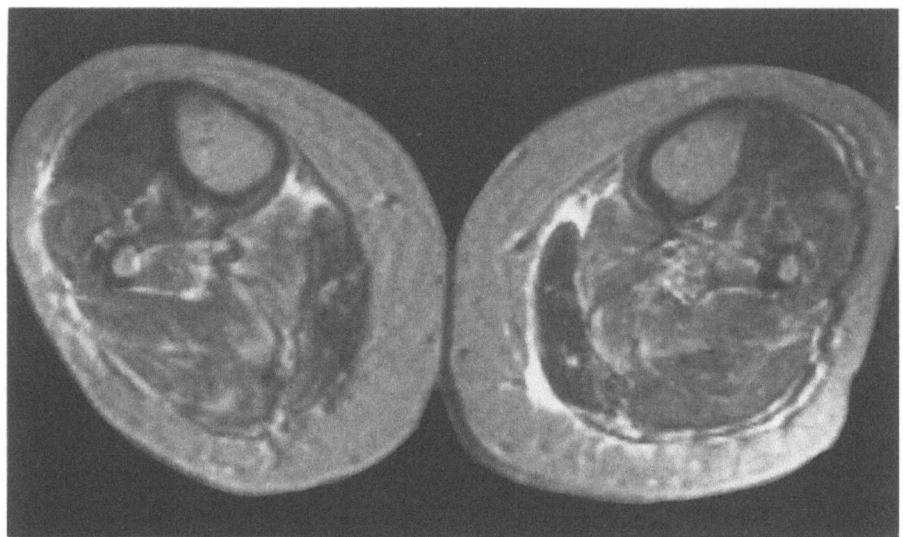

Abb. 2.26. Akuter Schub einer Myositis im Rahmen eines Sharp-Syndroms. 48 J., w. Fettig atrophierter M. soleus und lateraler Gastrocnemius. Flüssigkeit insbesondere im Bereich der Septen und um den medialen Gastrocnemiuskopf links (TR 2000 ms, TE 90 ms)

Myositiden mit *langer Krankheitsdauer* (> 1 Jahr) zeigen ein unterschiedliches Ausmaß an Fettgewebssubstitution bestimmter Muskelgruppen (Kaiser et al. 1986).

Zusätzlich können Mischformen, in denen sowohl die fettige Atrophie als auch akut entzündliche Veränderungen vorliegen, beobachtet werden (Abb. 2.26).

Als Sonderform ist die *Pyomyositis* zu erwähnen, eine in den Tropen häufige entzündliche Muskelerkrankung (Erreger: Staphylococcus aureus, Streptokokken). Im T2-gewichteten Bild sind diffuse und konfluierende Signalerhöhungen in der Muskulatur unter Mitbeteiligung des subkutanen Fettgewebes nachzuweisen. Bevorzugt ist die Ober- und Unterschenkelmuskulatur betroffen (Yuh et al. 1988). Das MRT-Bild ist nicht von anderen akuten Formen der Myositis zu unterscheiden.

2.8 Sportbedingte oder traumatische Weichteilverletzungen

2.8.1 Muskelverletzungen

Es liegen nur wenige Erfahrungen mit der Anwendung der MRT bei akuten Muskelverletzungen vor. Potentiell ist das Verfahren wie keine andere bildgebende Methode in der Lage, Muskelzerrungen und insbesondere den Muskelriß darzustellen. Sowohl T1- als auch T2-gewichtete Bilder sind anzufertigen. Kennzeichen des Muskelrisses sind sich diffus ausbreitendes Ödem und Blut, wobei im Akutstadium der Verletzung beides nicht trennbar ist. In schwerwiegenden Fällen ist eine Dehiszenz des Muskels bzw. der Muskelgruppe quer, schräg oder bogig zur Muskelfaserrichtung verlaufend zu erkennen. Ob mit Hilfe der MRT die sichere Differenzierung zwischen Muskelriß und -zerrung gelingt, bleibt abzuwarten und bedarf weiterer Untersuchungen.

2.8.2 Ligamentäre Verletzungen

Akute Verletzungen der Sehnen und Bänder sind MR-tomographisch relativ einfach zu erfassen. Obwohl es sich in der Regel um klinisch zu stellende Diagnosen handelt, kann die MR-Tomographie im Einzelfall zur Lokalisation des Risses, zum Zustand des Bandes und der umgebenden Weichteile Zusatzinformationen erbringen.

Zur Beurteilung empfehlen sich T1- und insbesondere jedoch stark T2-gewichtete Bilder (TE > 90 ms). Die Schichtebenen müssen der Anatomie angepaßt werden. Der Vergleich mit der Gegenseite ist oft wichtiger als ein hohes Signal-Rausch-Verhältnis durch kleine Oberflächenspulen. Bei akuten Rupturen sind Ödem, diffuse oder umschriebene Blutungen periligamentär sowie eine signalreiche, irreguläre Kontinuitätsunterbrechung des Ligaments kernspintomographisch nachzuweisen. In Fällen ohne Kontinuitätsunterbrechung können im Ligament fokale Signalanhebungen im T2-gewichteten Bild beobachtet werden, die spontan nach Ruhigstellung verschwinden. Während kleine Knochenfragmente häufig nur schwer zu erkennen sind, gelingt der Nachweis einer Ödemzone im Bereich der Ausrißfraktur sehr sensitiv.

In Fällen sog. „chronischer Einrisse" im Bereich von Bändern und Sehnen sind fokale Signalanhebungen im T2-gewichteten Bild in einer insgesamt verdickten Sehne nachzuweisen. Histologisch handelt es sich um Regionen mit Hyperplasie der Synovialis, Fibrinablagerungen und Entzündungszellen (Bodne et al. 1988).

Postchirurgische Narben im Bereich von Sehnen zeigen sich als Verdickung und Irregularität der Sehnenkontur, verbunden mit einer Obliteration der umgebenden Fettlinien.

Literatur

Beltran J, Noto AM, Herman LJ, Lubbers LM (1987) Tendons: High field strength, surface coil MR imaging. Radiology 162: 735
Beltran J, Noto AM, McGhee RB, Freedy RM, McCalla MS (1987) Infections of the musculoskeletal system: High field strength MR imaging. Radiology 164: 449
Beltran J, McGhee RB, Shaffer PB et al. (1988) Experimental infections of the musculoskeletal system: evaluation with MR imaging and Tc-99 m MDP und Ga-67 scintigraphy. Radiology 167: 167
Bodne D, Quinn SF, Murray WT et al. (1988) Magnetic resonance images of chronic patellar tendinitis. Skeletal Radiol 17: 24
Bohndorf K, Reiser M, Friedmann G et al. (1987) Wert der Kernspintomographie vor chirurgischer Therapie und Radiatio peripherer Weichteiltumoren. RÖFO 146: 130
Bulcke JA, Baert AL (1982) Clinical and radiological aspects of myopathies. Springer, Berlin Heidelberg New York
Ehman RL, Berquist TH, Mc Leod RA (1988) MR imaging of the musculoskeletal system: A 5 year appraisal. Radiology 166: 313

Enneking WF, Spanier SS, Malawer MM (1981) The effect of the anatomic setting on the results of surgical procedures for soft parts sarcoma of the thigh. Cancer 47: 1005

Enneking WF (1983) Musculoskeletal tumor surgery. Churchill Livingstone, Edinburgh

Enneking WF (1985) Staging of musculoskeletal neoplasms. Skeletal Radiol 13: 183

Erlemann R, Reiser M, Peters PE, Vassallo P, Härle A (1988) Rationeller Einsatz von FLASH Sequenzen im Staging von Knochen- und Weichteiltumoren. RÖFO 149: 178

Gitelis S, Petasnick JP, Turner DA (1985) Endometriosis simulating a soft tissue tumor of the thigh: CT and MR evaluation. J Comput Assist Tomogr 9: 573

Kaiser WA, Schalke BCG, Rohkamm R (1986) Kernspintomographie in der Diagnostik von Muskelerkrankungen. RÖFO 145: 195

Rubin JI, Gomori JM, Grossmann RI, Gefter WB, Kressel HY (1987) High field MR imaging of extracranial hematomas. AJR 148: 813

Sundaram M, Mc Guire MH, Schajowicz F (1987) Soft-tissue masses: Histologic basis for decreased signal (short T2) on T2-weighted images. AJR 148: 1247

Unger EC, Glazer HS, Lee JKT, Ling D (1986) MRI of extracranial hematomas: Preliminary observations. AJR 146: 403

Vanel D, Lacombe MJ, Couanet D et al. (1987) Musculoskeletal tumors: Follow-up with MR imaging after treatment with surgery and radiation therapy. Radiology 164: 243

Wilson DA, Prince JR (1988) MR imaging of hemophilic pseudotumors. AJR 150: 349

Yuh WTC, Schreiber AE, Montgomery WJ, Ehara S (1988) Magnetic resonance of pyomyositis. Skeletal Radiol 17: 190

3 MRT von Skelettläsionen

K. BOHNDORF

3.1 Knochentumoren und tumorähnliche Läsionen

3.1.1 Charakteristika primärer und sekundärer Knochentumoren und tumorähnlicher Läsionen

Wie bei den Weichteiltumoren handelt es sich bei den primären Knochentumoren um neoplastische Veränderungen des Stützgewebes. Sie haben ihren Ursprung im mesodermalen Gewebe und sind in ihrer malignen Ausformung, den Sarkomen, sehr seltene Tumoren.

Durch ihr Wachstumsverhalten sind die *gutartigen* Knochentumoren in zwei Gruppen zu unterteilen:

- Läsionen, die auf den Knochen beschränkt bleiben und nicht in die umgebenden Weichteile infiltrieren. Beispiele sind hier das nichtossifizierende Knochenfibrom und das Osteoidosteom.
- Die andere Gruppe der benignen Tumoren ist durch ein schnelleres Wachstum charakterisiert. Die Kortikalis wird durchbrochen, und es kommt - abhängig vom Zeitpunkt der Diagnosestellung - zu einer Weichteilinfiltration.

Die *Sarkome* sind ebenfalls in zwei Gruppen zu unterteilen:

- Die niedrigmalignen Tumoren, die in ihrer Wachstumsgeschwindigkeit und Infiltrationstendenz aggressiven, benignen Läsionen entsprechen. Diese Tumoren sind nicht selten von einer reaktiven, ödematösen Reaktionszone umgeben, die eine sog. „Pseudokapsel" formt. Diese peritumorale Reaktionszone ist häufig von neoplastischen Zellverbänden durchsetzt.
- Hochmaligne Tumoren führen zu einer schnellen und ausgedehnten Infiltration des Tumors in die umgebenden Weichteile. Sie führen ebenfalls zu einer perifokalen Reaktionszone.

Wachstumsrichtung und Ausbreitung primärer Knochentumoren sind zudem von anatomischen Gegebenheiten abhängig: Sie wachsen eher vertikal entlang dem Intramedullarraum. Die Kortikalis des Knochens ist - im Gegensatz zum Periost - nur eine leichte Barriere für den Tumor. Gelenkknorpel ebenso wie die Epiphysenfuge verhindern lange ein Weiterwachsen des Tumors; diese Strukturen werden erst in einem sehr fortgeschrittenen Stadium der Tumorentwicklung durchbrochen.

Sogenannte „Skip-Läsionen" sind lokale Metastasen im Intramedullarraum des Skeletts in der Nachbarschaft von primären Knochentumoren. Ihr Nachweis ist für die Planung des Resektionsrandes von großer Bedeutung.

Für das Verständnis der hier verwendeten Einteilung der untersuchten Tumoren ist festzuhalten, daß heute die meisten der primären Knochentumoren - soweit möglich - entsprechend ihrer vorherrschenden Matrixproduktion unterschieden werden (Dahlin 1978):

- knochenbildende Tumoren (z. B. das Osteosarkom),
- knorpelbildende Tumoren (z. B. das Osteochondrom, das Chondrosarkom),
- Riesenzelltumor,
- myelogene Tumoren (z. B. Ewing-Sarkom),

- vaskuläre Tumoren (z. B. Hämangioendotheliom),
- andere Tumoren (z. B. Chordom, Neurinom, Adamantinom).

Darüber hinaus existieren benigne Läsionen - teilweise mit sehr aggressiver Wachstumstendenz - die dem strengen Begriff einer Neoplasie nicht zuzuordnen sind, da bei ihnen Spontanheilungen vorkommen können. Sie werden unter dem Begriff der „tumorähnlichen" oder „tumorsimulierenden" Prozesse zusammengefaßt. Klassische Vertreter sind hier die Zysten und die fibröse Dysplasie.

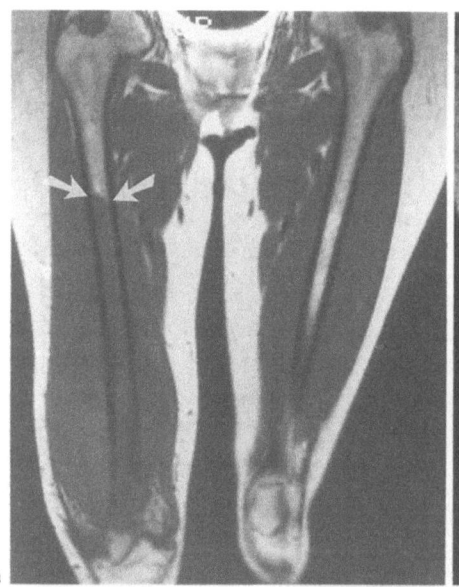
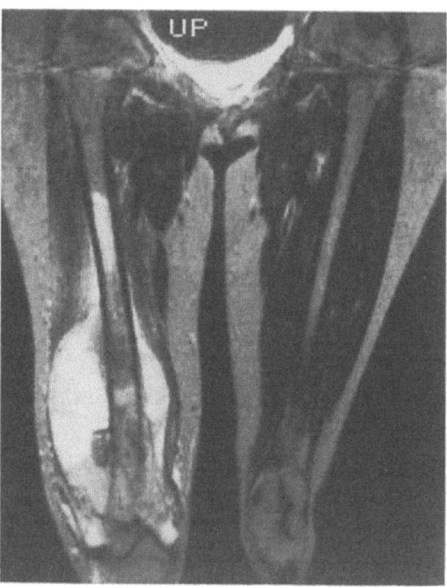
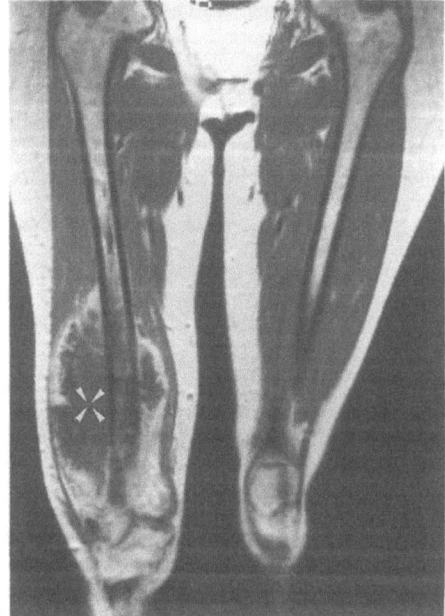

Abb. 3.1 a–c. Osteosarkom, Femur. 17 J., w. a Isointenses Verhalten des Tumors zur Muskulatur, aber gute Abgrenzung des intramedullären Tumoranteils im T1-gewichteten Bild *(Pfeile)*. (SE, TR 600 ms, TE 15 ms). b Im T2-gewichteten Bild (SE, TR 2000 ms, TE 90 ms) sind große Anteile des Tumors signalreich. Mineralisierte Tumoranteile bleiben signalarm. c Nach Gabe von Gd-DTPA (SE, TR 500 ms, TE 15 ms) sind die perfundierten Tumoranteile signalreich gut von der Muskulatur abzugrenzen. Nekrosen bleiben signalarm *(Pfeilköpfe)*. Schlechte Beurteilung des Tumors intramedullär!

3.1.2 Untersuchungstechnik

Die MR-Untersuchung der tumorösen Knochenprozesse basiert in erster Linie auf T1- und T2-gewichteten Spinechobildern. Häufig ist der zusätzliche Einsatz von T1-gewichteten Bildern nach Gabe von Gadolinium-DTPA sinnvoll. Dies gilt insbesondere für Wirbelsäulentumoren sowie in Arealen, in den Bewegungsartefakte die Qualität nativer, T2-gewichteter SE-Aufnahmen negativ beeinflussen (Schulterregion, Hals, Thorax- und Bauchwand).

T2-gewichtete FLASH-Sequenzen mit relativ langer Repetitionszeit (TR 300–500 ms), Echozeiten zwischen 12 und 20 ms und einem Flipwinkel von 40° sind unserer Erfahrung nach ebenfalls zur kontrastreichen Darstellung von Knochentumoren geeignet und können T2-gewichtete SE-Bilder ersetzen. Bei letzterem Vorgehen ist dann jedoch grundsätzlich die Gabe von Gadolinium-DTPA und Anfertigung T1-gewichteter SE-Sequenzen anzustreben, um die Perfusionsverhältnisse der Tumoranteile und ein eventuelles peritumorales Ödem gut beurteilen zu können.

Zur Untersuchungstechnik bei dynamischen Kontrastmittelstudien vgl. 3.1.3.

3.1.3 Morphologie, Signal- und Relaxationsverhalten

Unterschiedliche Komponenten von Knochentumoren lassen sich anhand veränderter Signalintensitäten im MR-Tomogramm charakterisieren. Im T1-gewichteten Bild kommen die soliden, nichtmineralisierten Tumoranteile als Areale geringerer Signalintensität im Vergleich zum normalen Knochenmark und zum Fett des Weichteilgewebes zur Abbildung (Abb. 3.1). In den T2-gewichteten Bildern demarkiert sich der Tumor in der Regel als signalintensiver Bezirk (Abb. 3.1 und 3.3). Die Relaxationszeiten T1 und T2 der Knochentumoren sind in der Regel verlängert. In ca. 10–20% der Fälle bleibt jedoch auch im T2-gewichteten Bild der Tumor signalarm (Tabelle 3.1). Es handelt sich überwiegend um Tumoren mit ausgeprägten Verkalkungen und Knochenneubildungen.

Auch kleinere Verkalkungen, intratumorale Knochenneubildungen und Randsklerosierungen lassen sich als signalarme Zonen MR-tomographisch erfassen (Abb. 3.1, 3.4, 3.5). Wird die CT zum Vergleich herangezogen, ist festzustellen, daß nur ca. 70–80% der computertomographisch nachzuweisenden Verkalkungen auch mit der MRT zu erkennen sind. Sehr kleine, punktförmige Kalzifikationen entgehen dem MRT-Nachweis. Lipomatöse Tumorkomponenten sind durch kurze T1-Relaxationszeiten charakterisiert. Nekrotische Areale zeigen mit zunehmender T2-Gewichtung einen Wechsel vom signalarmen zum sehr signalreichen Bezirk, so daß sie zumindest in stark T2-gewichteten Bildern von solidem Tumorgewebe abgegrenzt werden können. Ein gleiches Signalverhalten ist in zystischen oder myxoiden Strukturen zu beobachten. Blut in der Peripherie oder im Zentrum von Tumoren kann als sehr heller Gewebeanteil sowohl in T1-, insbesondere jedoch auch in T2-gewichteten Bildern erkannt werden. Durch zunehmende T2-Gewichtung (TE über 100 ms) gelingt eine Differenzierung zwischen Fett und den noch signalintensiveren hämorrhagischen Anteilen. In T2-gewichteten Bildern kommt die Mehrzahl der Tumoren (ca. 80%) inhomogen zur Abbildung (Abb. 3.1 und

Tabelle 3.1. Knochentumoren und tumorähnliche Läsionen, bei denen auch im T2-gewichteten SE-Bild die signalarmen Areale überwiegen können

Osteosarkom
Ewing-Sarkom (nach Chemotherapie)
Osteochondrom, Enchondrom
Plasmozytom
Fibröse Dysplasie
Fibröser Kortikalisdefekt
Knocheninfarkt
Metastasen

3.5). Der Vergleich mit pathologischen Präparaten und histologischen Befunden belegt, daß diese Inhomogenitäten durch Kalzifikationen, Ödem in und um den Tumor, Blut, Nekrosen und lipomatöse Elemente bedingt sind. Auffällig ist dabei die Abhängigkeit der zur Abbildung kommenden Homogenität bzw. Inhomogenität von der Größe des Tumors: Je kleiner der Tumor desto homogener stellt er sich in der Regel dar.

Die unterschiedlichen Tumorkomponenten sind – mit Ausnahme der Kalzifikationen – mit den Gradientenechosequenzen nur schlecht zu differenzieren.

Blut, Verkalkungen, Nekrosen, Zysten und lipomatöse Tumoranteile nehmen kein Kontrastmittel (Gd-DTPA) auf.

Der Befund eines peritumoralen Ödems erfolgt nur selten (ca. 10%) bei benignen Läsionen (Abb. 3.11). In der überwiegenden Mehrzahl (ca. 70%) der hochmalignen Veränderungen (histologisches Grading: G_2) ist demgegenüber eine ödematöse peritumorale Reaktionszone zu erkennen (Abb. 3.2).

Zur Beurteilung der *intraossären* Ausdehnung des Tumors haben sich streng T1-gewichtete SE-Bilder bewährt (Abb. 3.1 und 3.17). Die *extraossären* Tumoranteile kommen am besten mit einer Spinechosequenz mit langen Repetitionszeiten (TR > 1800 ms) und langen Echozeiten (TE > 90 ms) zur Darstellung (Abb. 3.1). Alternativ kann auch mit T1-gewichteten SE-Sequenzen nach Gabe von Gd-DTPA gemessen werden (Abb. 3.1 und 3.11). Sowohl intra- als auch extraossäre Tumoranteile sind mit Gradientenechosequenzen gut zu bestimmen (Abb. 3.8). Bei den benignen und niedrigmalignen Tumoren läßt sich in der Regel der extraossäre Tumoranteil genau vom umgebenden Weichteilgewebe abgrenzen. Eine Trennung zwischen Tumor und peritumoraler, ödematöser Reaktionszone erweist sich in T2-gewichteten SE-Bildern bei Anwendung nur relativ kurzer Echozeiten (< 90 ms) häufig als schwierig, so daß trotz schlechtem Signal-Rausch-Verhältnis die Nutzung langer Echozeiten sinnvoll ist. Bei hochmalignen Tumoren, selten auch bei benignen Tumoren, mit sehr ausgeprägter peritumoraler Reaktionszone kann eine exakte Definition der Tumorgrenze in seltenen Fällen unmöglich sein (Abb. 3.11). Der Vergleich mit histologisch aufgearbeiteten Amputations- bzw. Resektionspräparaten ergab, daß eine Überschätzung der extraossären Tumorausbreitung bis zu 2 cm möglich ist (Bohndorf et al. 1986).

Bei der Beurteilung der Ausdehnung von Wirbelsäulentumoren in den Spinalkanal sind T1-gewichtete Bilder nach Gabe von Gd-DTPA nativen T2-gewichteten Bildern vorzuziehen.

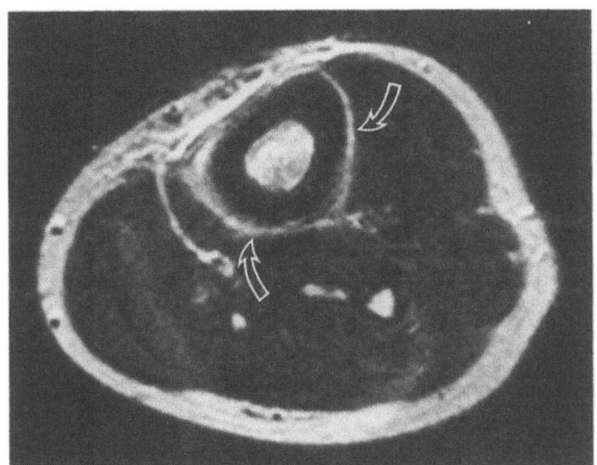

Abb. 3.2. Osteosarkom, Tibia. 12 J., m. Signalreicher, intramedullärer Tumor mit feinem, periossärem Ödem *(Pfeile)*. Das subkutane Fettgewebe zeigt irreguläre, signalreiche Veränderungen bei Zustand nach Biopsie (SE, TR 1600 ms, TE 20 ms)

Knochenbildende Tumoren

Osteosarkom
Es handelt sich überwiegend um signalreiche Tumoren (Abb. 3.1 und 3.2). Der Anteil der signalarmen Tumoren liegt jedoch, betrachtet man die einzelnen primären Knochentumoren, am höchsten (ca. 35%). Dieses Verhalten korreliert histologisch mit dem hohen Anteil an Knochenneubildung. Die Osteosarkome kommen im MRT überwiegend inhomogen zur Abbildung (ca. 95%). Homogen sind Osteosarkome dann, wenn allein mineralisierter, signalloser Tumorknochen vorliegt. Beim Osteosarkom sind MR-tomographisch schon bei der Primärdiagnostik teilweise nekrotisch-zystische Areale oder hämorrhagische Tumorkomponenten nachzuweisen (Abb. 3.1). Ein peritumorales Ödem ist in ca. 60% der Fälle zu erwarten (Abb. 3.2). Dies gilt regelmäßig für den Zustand nach Biopsie. Die Osteosarkome reichern in den nichtmineralisierten Anteilen Gd-DTPA stark an. Nekrosen sind nach Gd-DTPA gut zu differenzieren (Abb. 3.1).

Osteoid Osteom/Osteoblastom
Der Nidus stellt sich im T1-gewichteten Bild in der Regel mit intermediärem Signal dar. Das T2-gewichtete Bild zeigt - abhängig vom Sklerosierungsgrad - ein im wesentlichen unverändertes, intermediäres Signalverhalten (Abb. 3.3) oder eine sehr signalreiche Läsion (Abb. 3.4).
Osteoblastome sind in der Regel nicht so stark verkalkt wie Osteoidosteome und kommen deshalb im T2-gewichteten Bild sehr signalreich zur Darstellung.

Knorpelbildende Tumoren

Chondrosarkom
Das Chondrosarkom bildet sich in T2-gewichteten Aufnahmesequenzen immer sehr signalreich und relativ häufig (ca. 40%) homogen ab (Abb. 3.5). Im Vergleich

56 MRT von Skelettläsionen

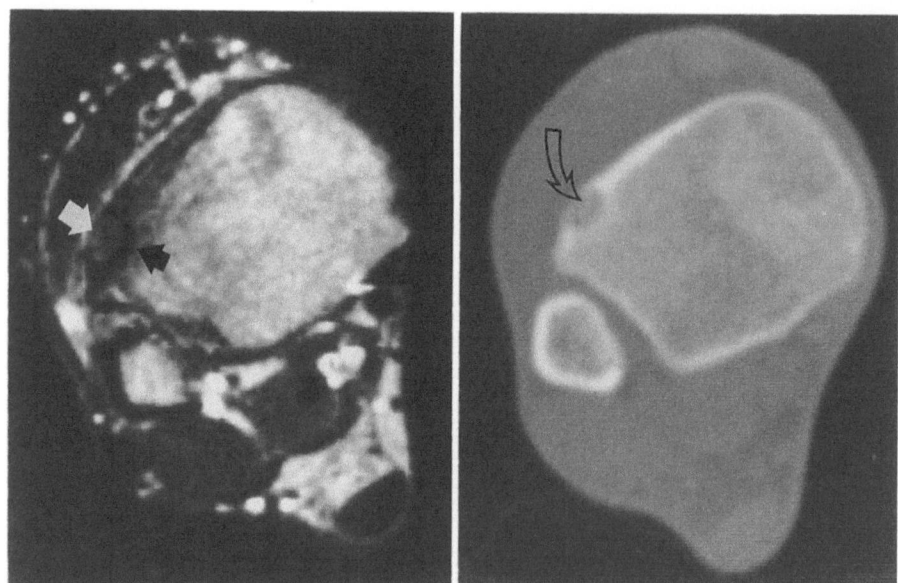

Abb. 3.3 a, b. Osteoidosteom, Tibia. 28 J., m. **a** Im Vergleich zum Fettmark signalarmer Tumor mit signallosem Randsaum *(Pfeile)*. (SE, TR 1800 ms, TE 90 ms). **b** Die CT demonstriert die Verkalkung *(Pfeil)* als Ursache der relativen Signalarmut

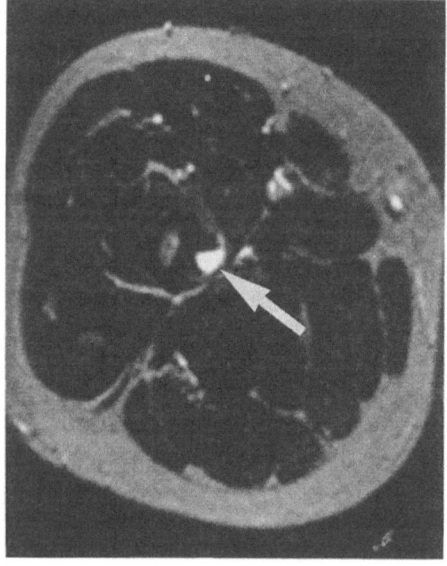

Abb. 3.4. Osteoidosteom, Femur. 22 J., m. Signalreicher, kleiner Tumor *(Pfeil)* ohne periossäres Ödem (SE, TR 1500 ms, TE 100 ms)

Knochentumoren und tumorähnliche Läsionen 57

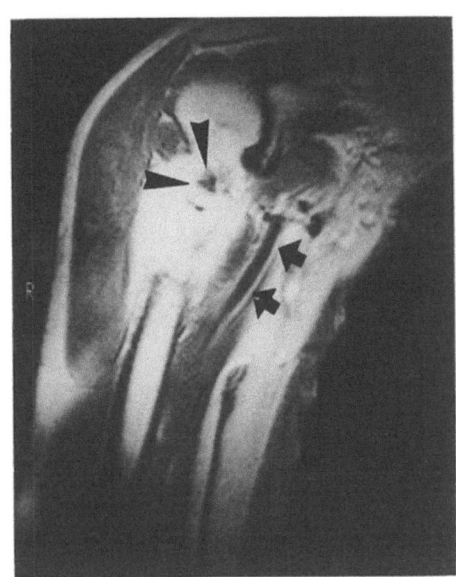

Abb. 3.5. Chondrosarkom, Humerus. 53 J., m. Signalreicher, in die Weichteile infiltrierender Tumor mit zentralen Verkalkungen *(Pfeilköpfe)*. Der Tumor verlagert und erreicht die A. axillaris *(Pfeile)*. (SE, TR 1600 ms, TE 100 ms)

zum Osteosarkom ist ein peritumorales Ödem seltener (ca. 50%). Der Tumor hat teilweise einen gelappten Aufbau.

Chondrom
Eine Abgrenzung aufgrund des Signalverhaltens zum malignen Chondrosarkom gelingt nicht. Die Tumoren zeigen teilweise – wie auch die Chondrosarkome – einen gelappten Aufbau. Die Enchondrome sind immer scharf begrenzt. Kalzifikationen sind fast regelmäßig zu erkennen.

Chondroblastom
Es handelt sich um Bezirke mit geringem Signal im T1-, aber auch im T2-gewichteten Bild, da die fokal kalzifizierte Matrix die Signalintensität reduziert. Das Chondroblastom ist relativ sicher von den anderen chondroiden Tumoren zu differenzieren, da sowohl ein gelappter Aufbau fehlt als auch eine relativ geringe Signalintensität im T2-gewichteten Bild vorherrscht.

Osteochondrom
Die exostotische Kortikalis und der Intramedullarraum werden in ihrer Kontinuität zum normalen Knochen dargestellt. Die Dicke der im T2-gewichteten Bild sehr signalreichen Knorpelkappe wird exakt abgebildet (Abb. 3.6). Das Perichondrium ist häufig als signalarme Zone (T1- und T2-gewichtetes Bild) als äußere Begrenzung der Knorpelkappe zu erkennen. Vollständig mineralisierte Osteochondrome sind homogen signallos.

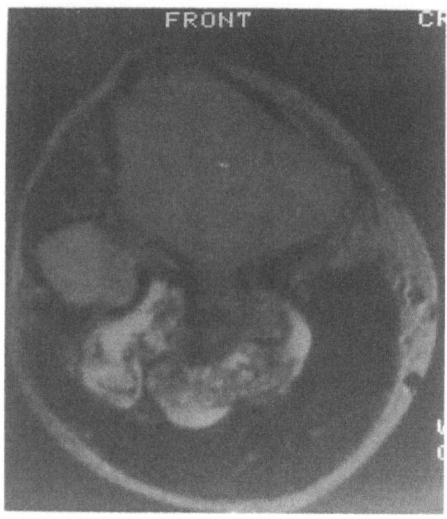

Abb. 3.6. Osteochondrom, Tibia. 26 J., w. Breitbasiger Ansatz der Exostose (Fettmarksignal) mit dicker, signalreicher Knorpelkappe (SE, TR 2000 ms, TE 90 ms)

Ewing-Sarkome

Ewing-Sarkome stellen sich im T2-gewichteten Bild fast immer signalreich dar. Nur in seltenen Fällen mit Verkalkungen – meistens nach Chemotherapie – liegt ein signalarmer Tumor vor (Tabelle 3.1). Ewing-Sarkome sind überwiegend inhomogen. Ein peritumorales Ödem findet sich sehr häufig.

Andere primäre Knochentumoren

Riesenzelltumor
Der Riesenzelltumor erweist sich in zwei Drittel der Fälle als homogener, in allen Fällen als signalreicher Tumor (T2-gewichtetes Bild). Der Tumor nimmt Gd-DTPA inhomogen auf (Abb. 3.7).

Chordom
Das Chordom stellt sich im T2-gewichteten Bild immer sehr signalreich und in etwa der Hälfte der Fälle inhomogen (Einblutungen, Kalzifikationen!) dar.

Intraossäres Lipom
Lipome zeigen ein fettäquivalentes Signal im T1- und T2-gewichteten SE-Bild. Da das hämatopoetische Mark fehlt, sind Lipome vor allem in Gradientenechosequenzen gut gegenüber dem Knochenmark abgrenzbar (Abb. 3.8). In Abhängigkeit vom Ausmaß der Nekrose finden sich zentral in den Lipomen Kalzifikationen und zystisch-degenerierte Areale.

Tumorähnliche Knochenprozesse

Knochenzysten
Die Knochenzyste ist aufgrund ihrer rundlichen, seltener polymorphen Konfiguration, ihrer scharfen Begrenzung, ihres homogenen Aufbaus und ihres Signal-

Knochentumoren und tumorähnliche Läsionen 59

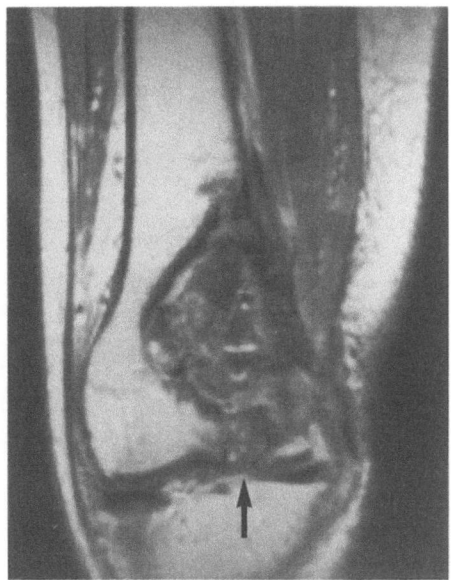

Abb. 3.7. Rezidiv eines Riesenzelltumors, Femur. 40 J., m. Im T1-gewichteten Bild nach Gabe von Gd-DTPA sind sowohl nekrotische als auch perfundierte Tumoranteile zu erkennen. Der Tumor ist nach kaudal *(Pfeil)* in das Kniegelenk eingebrochen (SE, TR 600 ms, TE 15 ms)

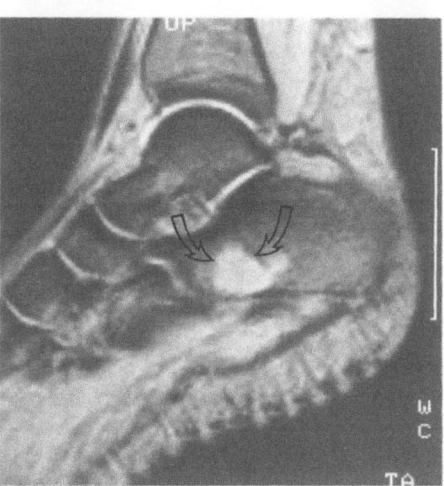

Abb. 3.8. Intraossäres Lipom, Kalkaneus. 33 J., w. Im T2-FLASH-Bild (TR 100 ms, TE 12 ms, Flipwinkel 40°) ist das Lipom *(Pfeile)* signalreicher als Fettmark und subkutanes Fett. Die Differenzierung gegenüber einer Zyste gelingt am besten mit einem T1-gewichteten SE-Bild

reichtums im T2-gewichteten Bild kernspintomographisch gut zu diagnostizieren (Abb. 3.9). Die Epithelauskleidung ist nach Gabe von Gd-DTPA häufig als anreichernder, feiner Saum abzugrenzen.

Aneurysmatische Knochenzyste
Bei der aneurysmatischen Knochenzyste wird im Gegensatz zur einfachen Knochenzyste in der Regel ein inhomogener Befund erhoben. Die trabekulären Knochenneubildungen sind als irreguläre Signalminderungen besonders mit Gradientenechosequenzen oder stark T2-gewichteten SE-Bildern nachzuweisen (Abb. 3.10). Im Einzelfall sind Blut- bzw. Flüssigkeitsspiegel zu beobachten.

60 MRT von Skelettläsionen

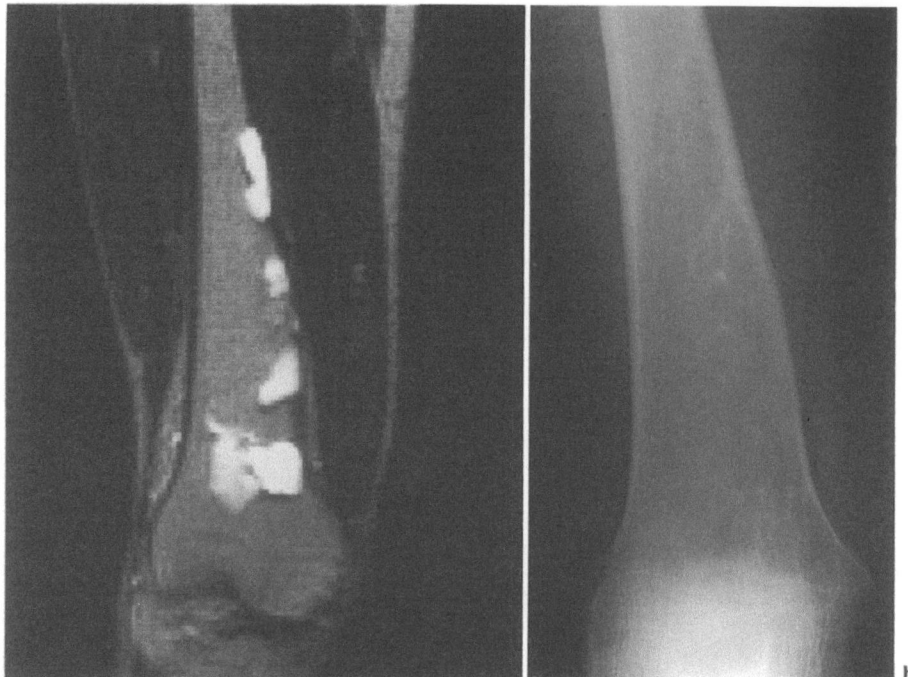

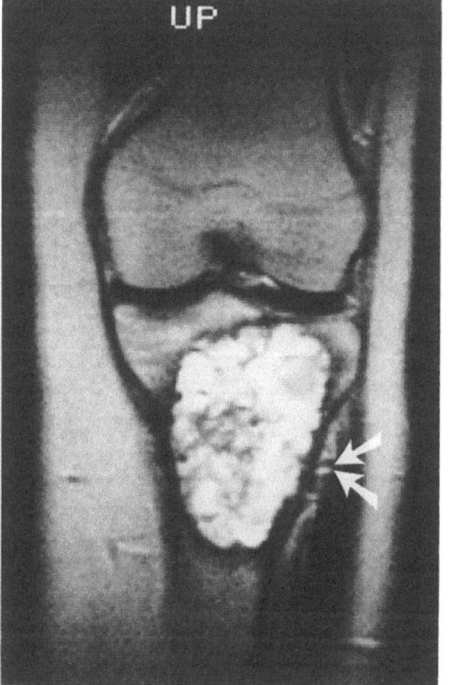

Abb. 3.9 a, b. Intraossäre Zysten, Femur. 34 J., m. a Polymorphe, scharf abgegrenzte, sehr signalreiche Areale in der Dia- und Metaphyse des Femurs (SE, TR 1800 ms, TE 90 ms). b Die konventionelle Röntgenaufnahme zeigt, daß es sich um einen gering expansiven, teilweise septierten Prozeß handelt

Abb. 3.10. Aneurysmatische Knochenzyste, Tibia. 17 J., w. Im extrem T2-gewichteten Bild (SE, TR 1800 ms, TE 240 ms) kommt die Läsion sehr signalreich und von Septen durchzogen zur Abbildung. Beachte das feine periossäre Ödem *(Pfeile)* als Zeichen des Kortikalisdurchbruchs

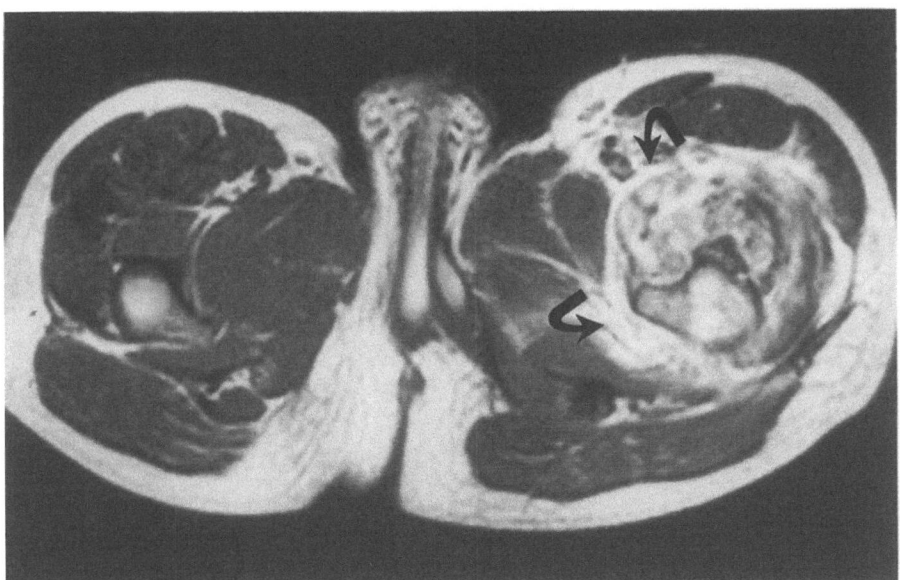

Abb. 3.11. Eosinophiles Granulom, Femur. 8 J., m. Im T1-gewichteten Bild (SE, TR 500 ms, TE 20 ms) nach Gabe von Gd-DTPA findet sich ein stark anreichernder Tumor mit großem, extraossärem Anteil. Kräftiges peritumorales Ödem *(Pfeile)* ohne sichere Abgrenzung zum Tumor selbst

Eosinophiles Granulom/Histiocytosis X
Bei diesen Knochenläsionen steht der signalreiche, inhomogene Befund im Vordergrund (T2-gewichtetes Bild), da reaktive Knochenneubildungen vorkommen. Ein peritumorales Ödem ist nicht selten, sofern der Tumor die Kortikalis durchbrochen hat. Nach Gd-DTPA kommt es zu einer massiven Anreicherung. Das eosinophile Granulom kann auf den Binnenraum beschränkt bleiben, aber auch eine extraossäre Komponente besitzen. Dann schwierige Differentialdiagnose zu malignen Tumoren (Abb. 3.11)!

Fibröse Dysplasie
Es findet sich ein „buntes Bild": Im Knochenmarkraum zeigt sich im T1-gewichteten Bild ein hypointenses Grundmuster, welches entweder homogen oder inhomogen zur Abbildung kommt. Ursache der Inhomogenität sind hyperintense Areale (Blut, Fett, Verkalkungen). Auf T2-gewichteten Aufnahmen bleiben die hypointensen Areale teilweise signalarm, häufig sind jedoch auch Areale starker Signalzunahme (Zysten, Blut) zusätzlich abzugrenzen (Stiglbauer et al. 1988). Nur selten liegen homogen Kontrastmittel aufnehmende Tumoren vor (Abb. 3.12). Bei den Rezidiven nach Operation dominiert häufig der zystische Tumoranteil (Abb. 3.13).

Nichtossifizierendes Fibrom (fibröser Kortikalisdefekt)
Das nichtossifizierende Fibrom läßt sich im Gegensatz zur Röntgenübersichtsaufnahme mittels MRT artdiagnostisch nicht einordnen. Lipomatöse, solide (KM-

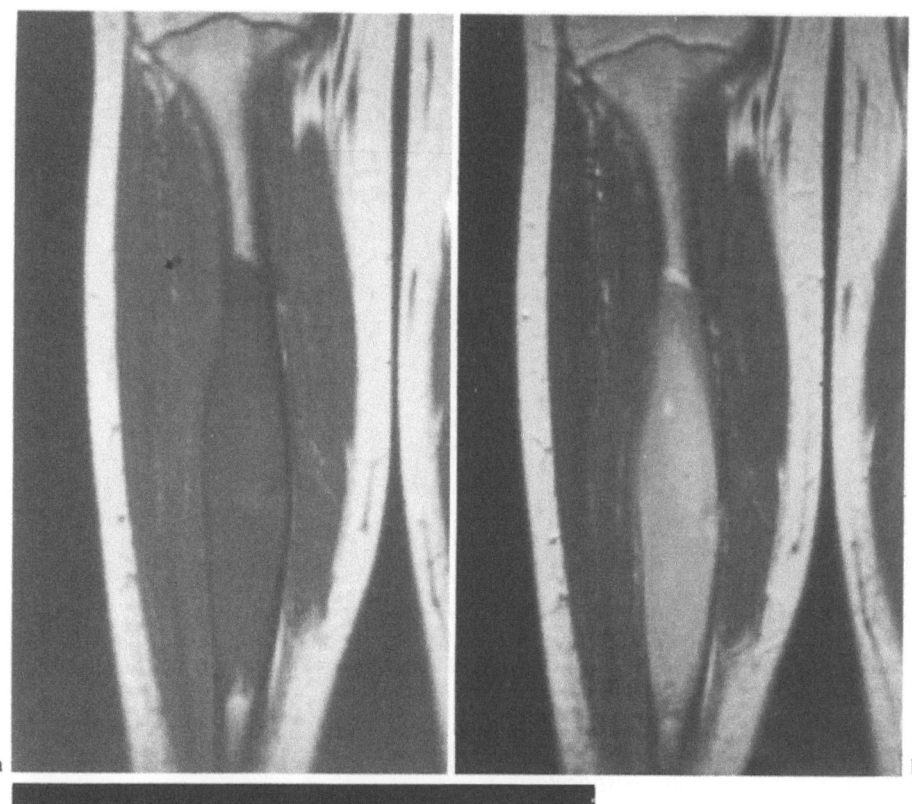

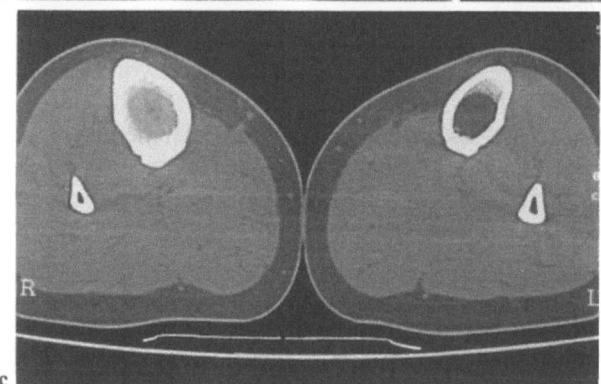

Abb. 3.12 a–c. Fibröse Dysplasie, Tibia. 24 J., w. **a** Expansive, signalarme Raumforderung im T1-gewichteten Bild (SE, TR 600 ms, TE 15 ms). **b** Nach Gabe von Gd-DTPA (SE, TR 600 ms, TE 15 ms) ist eine relativ homogene KM-Anreicherung zu erkennen. **c** Die CT zeigt besser als die MRT die schwache, metaplastische Knochenneubildung des fibrösen Gewebes („milchglasartiges Bild")

anreichernd!) und verkalkte Tumoranteile ergeben ein unspezifisches, inhomogenes Bild. Auch zystische Areale, die an eine aneurysmatische Knochenzyste erinnern, sind kernspintomographisch nachzuweisen (Abb. 3.14).

Hämangiom
Braitinger et al. (1989) haben die MR-Befunde am Wirbelkörper in herdförmige und diffuse unterteilt. Die *herdförmigen* Befunde sind im T1-gewichteten SE-Bild fettäquivalent signalintensiv und gut vom Knochenmark der Wirbelsäule abzu-

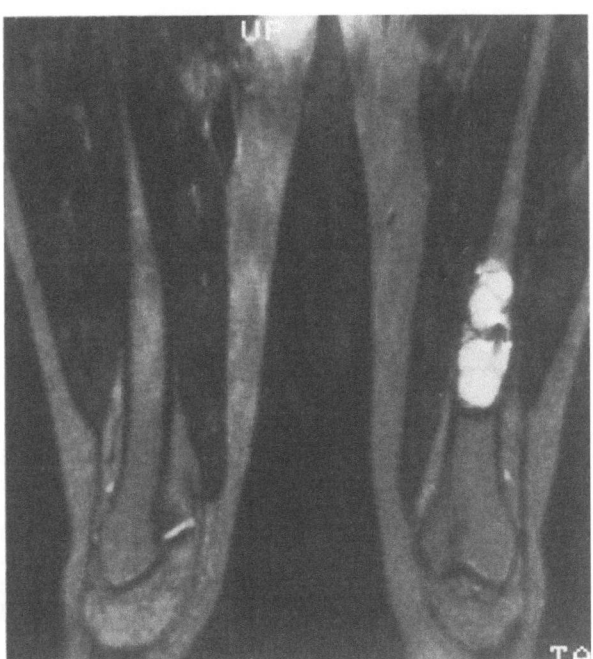

Abb. 3.13. Zystisches Rezidiv einer fibrösen Dysplasie, Femur. 26 J., w. Es handelt sich um eine stark signalreiche, gering septierte Läsion mit zentralen Verkalkungen (SE, TR 2000 ms, TE 90 ms)

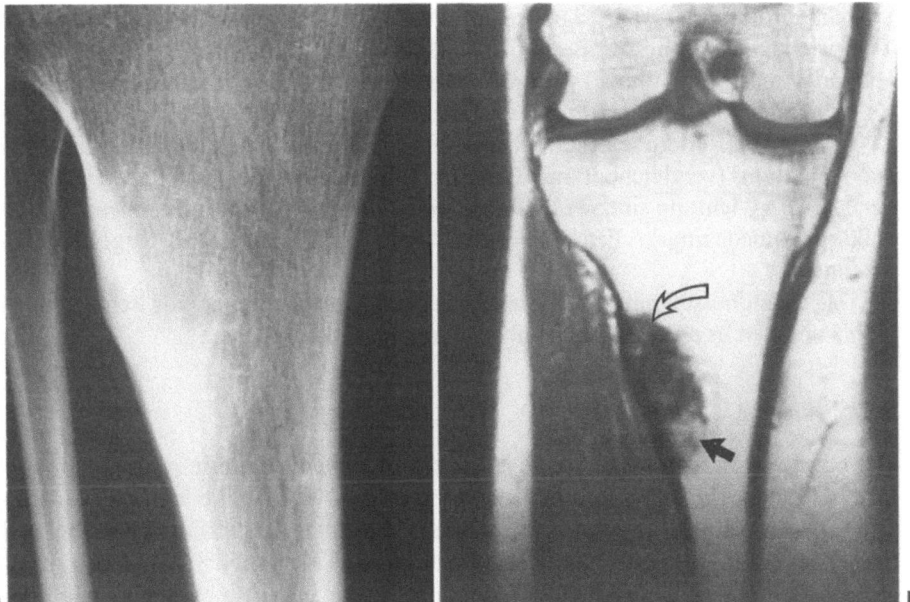

Abb. 3.14 a, b. Fibröser Kortikalisdefekt, Tibia. 24 J., w. **a** Das konventionelle Röntgenbild demonstriert den gering expansiven, stark verkalkten Prozeß. **b** In der MRT sind nach Gabe von Gd-DTPA (SE, TR 600 ms, TE 15 ms) neben den Verkalkungen noch KM-aufnehmende Areale *(Pfeile)* nachzuweisen. Die Kortikalis ist verbreitert

64 MRT von Skelettläsionen

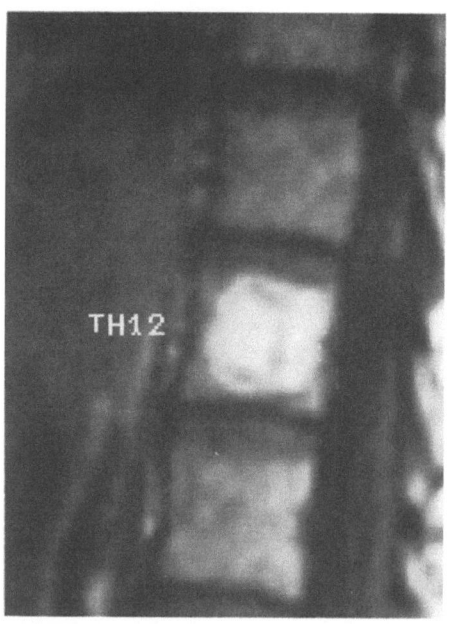

Abb. 3.15. Hämangiom, Wirbelsäule. 36 J., m. Das Hämangiom ist stark signalreich im T1-gewichteten Bild und gut vom signalarmen Knochenmark abzugrenzen. Der Signalabfall der kranialen Wirbelkörper ist durch die Oberflächenspule bedingt (SE, TR 500 ms, TE 17 ms)

grenzen (Abb. 3.15). Im T2-gewichteten Bild sind die Herde von intermediärer Signalintensität oder sehr signalreich. Die Abgrenzung der Herde gelingt im T1-gewichteten Bild besser. Bei *diffusen*, den ganzen Wirbelkörper einnehmenden Hämangiomen besteht im T1- und T2-gewichteten Bild ein fettäquivalentes Signal. Bei Hämangiomen mit *extraossären* Anteilen kommen die Hämangiome in den T1-gewichteten Bildern deutlich inhomogener und mit einem intermediären Signal zur Abbildung (vergleichbar mit dem Knochenmarksignal normaler Wirbelkörper). Bei T2-Wichtung sind die Befunde jedoch signalreicher als das normale Wirbelkörperknochenmark. Fettäquivalente Signale sind nur fokal eingestreut zu erkennen.

Das Grundmuster eines im wesentlichen fettäquivalenten Signals liegt auch bei Hämangiomen in anderen Skelettabschnitten (z. B. Becken) vor.

Rezidivtumoren

Der Nachweis signalreicher Areale ist ein relativ sicheres Kriterium für ein Tumorrezidiv (Vanel et al. 1987, Reuther und Mutschler 1990). Dies jedoch mit der Einschränkung, daß die Operation mindestens 6 Monate zurückliegt. Bei Zustand nach operativer Therapie von Riesenzelltumoren oder aneurysmatischen Knochenzysten mit Anlage einer Pallacosplombe, konnten wir noch 1 Jahr nach der Operation signalreiche Areale neben der Plombe beobachten. Es handelte sich nicht um Tumorgewebe, sondern um gallertiges, reaktives Bindegewebe. Dies gilt gleichermaßen für den Zustand nach Auffüllung von Knochendefekten durch Knochenspäne und andere Knochenanteile (Abb. 3.16).

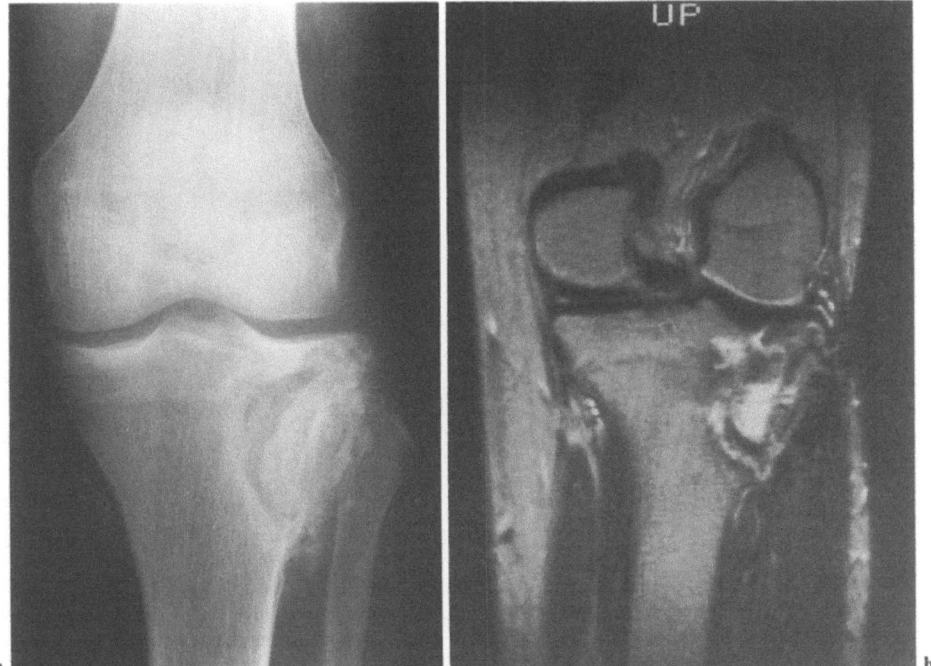

Abb. 3.16 a, b. Zustand nach operativer Behandlung eines Riesenzelltumors (vor 3 Wochen Auffüllung des operativen Defekts mit Knochenspan und Rippenteilen). **a** Das Nativbild demonstriert den Knochendefekt sowie die angelagerten Knochenanteile. **b** MRT: Um die signallosen Knochenanteile findet sich viel signalreiche Flüssigkeit, so daß sich insgesamt ein irreguläres Bild ergibt (SE, TR 2000 ms, TE 90 ms)

Ferner ist zu beachten:
- Bestrahlte Tumoren bleiben lange (> 12 Monate) signalreich, ohne daß aktive Tumorzellen vorliegen müssen (Vanel et al. 1987).
- Rezidive von fibrösen Tumoren sind auch im T2-gewichteten Bild in der Regel signalärmer als Fett und bilden deshalb eine Ausnahme. Sie nehmen jedoch, wenn auch nicht sehr stark, Kontrastmittel auf.
- Kleine, zystische Strukturen (ebenfalls sehr signalreich im T2-gewichteten Bild) sind am besten durch Gabe von Gd-DTPA zu differenzieren, da der Zysteninhalt signalarm bleibt.

Gadolinium-DTPA bei Knochentumoren

Gd-DTPA und statische T1-gewichtete SE-Bilder
Erlemann et al. (1989 a) haben dazu umfangreiche Studien durchgeführt: Nach Gabe von 0,1 mmol/kg KG ist im Fett und Knochenmark keine und im Muskel nur eine geringe Signalsteigerung zu erwarten. Der Kontrast zwischen Tumor und Muskulatur steigt nach Kontrastmittel(KM)-Gabe durchschnittlich um den Faktor 4,5, bleibt jedoch um 44% geringer als in nativen T2-gewichteten Spinechobildern. In der überwiegenden Mehrzahl der Fälle wird mit T1-gewichteten Bildern

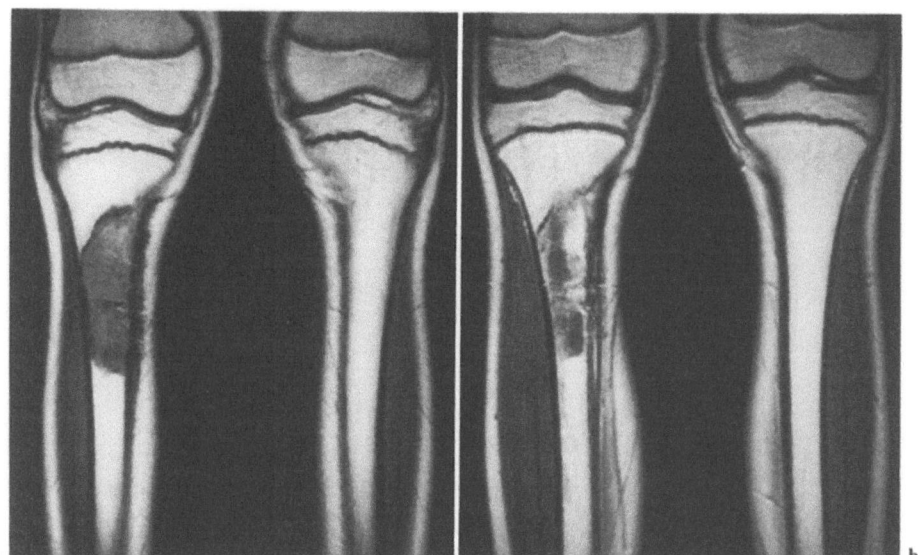

Abb. 3.17 a, b. Osteosarkom, Tibia. 8 J., m. **a** Exakte Abgrenzung des Tumors nach kranial und kaudal im T1-gewichteten Bild (SE, TR 500 ms, TE 20 ms). **b** Nach Gabe von Gd-DTPA (0,1 mmol/kg KG) deutliche Anreicherung von perfundierten Tumoranteilen. Der Kontrast zum Fettmark wird durch die KM-Gabe reduziert

nach KM-Gabe eine sehr gute Abgrenzbarkeit zwischen Tumor und Muskulatur erreicht (Abb. 3.1). Dies gilt jedoch nur eingeschränkt für chondroide Tumoren sowie Tumoren mit dominierend zystisch-nekrotischen Anteilen. Der Kontrast zwischen Tumor und Fett bzw. Fettmark wird dagegen durch die Gabe von Gd-DTPA um durchschnittlich 40% reduziert (Abb. 3.17).

Dynamische Kontrastmittelstudien
Zur nichtinvasiven Beurteilung der Tumorperfusion mittels MRT sind zwei Methoden angegeben worden:
1) Sequentielle FLASH-Gradientenechobilder (Erlemann et al. 1989 a):
Vor und nach Gabe von Gd-DTPA (0,1 mmol/kg KG) werden in einer repräsentativen Schicht Bilder mit einer FLASH-Sequenz sequentiell erstellt (TR 40 ms, TE 10 ms, Flipwinkel 90°, 2 Aquisitionen pro Bild, insgesamt 12 Bilder). Pro Schicht liegt die Meßzeit bei etwa 20 s. Die Signalintensitäten werden mittels Region-of-interest(ROI)-Technik gemessen. Zur besseren Vergleichbarkeit werden Signalquotienten zwischen Tumor, Muskulatur und Fett gebildet.

In malignen Tumoren ist der Signalanstieg schneller und auch ausgeprägter als in benignen Tumoren. Bei Tumoren, die nach Gabe von Gd-DTPA gegenüber dem Ausgangswert einen langsameren Signalanstieg als 30% pro Minute aufweisen, handelt es sich in der Regel um benigne Tumoren. Liegt der Signalanstieg über 30% pro Minute, ist von malignen Tumoren auszugehen. Eine eindeutige Differenzierung zwischen benignen und malignen Tumoren ist jedoch nicht möglich, da nekrotische Metastasen und Rezidivtumoren wie die benignen Tumoren einen relativ geringen (<30%) Signalanstieg aufweisen können.

Knochentumoren und tumorähnliche Läsionen 67

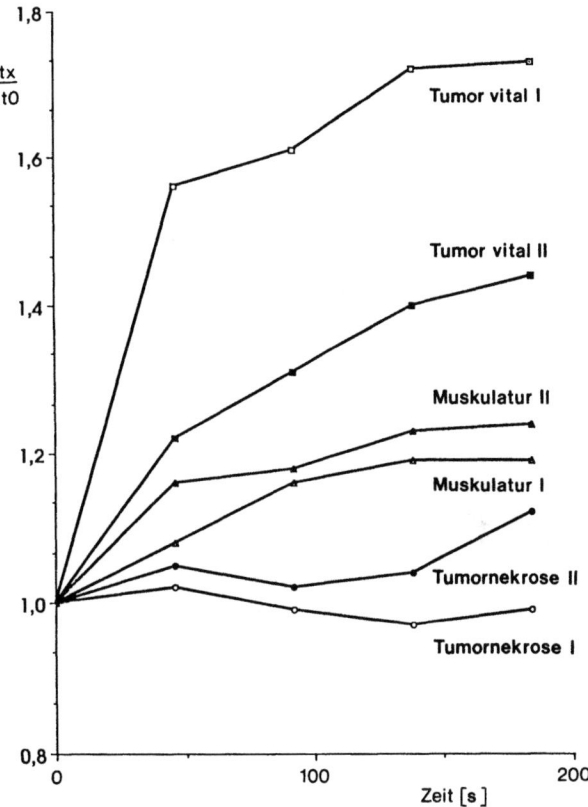

Abb. 3.18. Osteosarkom unter Chemotherapie. 16 J., w. Auswertung des Signalanstiegs nach bolusförmiger Gabe von 0,1 mmol Gd-DTPA/kg/KG und Anwendung sequentieller T1-gewichteter SE-Bilder (Dr. R. Maas, Hamburg)

Die vorgeschlagene Meßsequenz eignet sich auch zur Beurteilung des Therapieerfolgs von malignen Tumoren nach Chemotherapie. Sowohl die maximale Signalintensität als auch die Schnelligkeit des Signalanstiegs nehmen ab. Nach den bisherigen Erfahrungen lassen sich mit diesem Verfahren Responder von Non-Respondern unterscheiden (Erlemann et al. 1989 b).

2) Sequentielle T1-gewichtete Spinechobilder (Maas et al. 1989):
Vor und sofort nach bolusförmiger Gabe von Gd-DTPA (0,1 mmol/kg KG) werden in einer repräsentativen Schicht T1-gewichtete Spinechobilder sequentiell erstellt (TR 200 ms, TE 15 ms, 1 Aquisition). Pro Schicht liegt die Meßzeit bei 45 s. Mit Hilfe von ROI werden die Signalintensitäten von Muskulatur, Tumornekrosen und vitalen, KM-anreichernden Tumoranteilen ausgemessen und in ihrem zeitlichen Verlauf beurteilt. Zum besseren Vergleich werden Signalquotienten zu einem mitgemessenen Standard gebildet und miteinander verglichen.

Das Verfahren wurde vorgeschlagen, um bei Osteo- und Ewing-Sarkomen den Effekt einer Chemotherapie beurteilen zu können. Bei Therapierespondern ist eine deutliche Minderung des Signalanstiegs nach Gabe von Gd-DTPA im Tumor zu verzeichnen (Abb. 3.18). Von einem Ansprechen der Chemotherapie kann ausgegangen werden, wenn die Signalminderung 20% übersteigt.

3.1.4 Stellenwert der MRT bei primären Knochentumoren und tumorähnlichen Läsionen

Neben wesentlichen klinischen Befunden, wie Schmerzen, Palpationsbefund und laborchemischen Daten, stellen radiologische und nuklearmedizinische Methoden einen wichtigen Schritt in der Diagnostik von Knochenprozessen vor Gewinnung der histologischen Diagnose und operativen Eingriffen dar. Es gilt zu klären:

- Bestätigung des klinischen Verdachtes: Liegt eine solitäre oder multiple Knochenläsion vor?
- Abschätzung der biologischen Dignität.
- Tumorstaging vor Operation.
- Verlaufskontrolle unter Chemo-/Radiotherapie.

Tumornachweis (Erstmanifestation und Rezidiv)

Die bisher vorgelegten Ergebnisse über die Möglichkeiten der MRT zum Nachweis oder Ausschluß eines umschriebenen, neoplastischen Knochenprozesses zeigen die hohe Treffsicherheit der Kernspintomographie. Trotz der hohen Empfindlichkeit der Methode erscheint der Einsatz der MRT als Suchmethode jedoch nicht geeignet und gerechtfertigt, da mit der konventionellen Radiographie und insbesondere der Skelettszintigraphie empfindliche, nichtinvasive Verfahren zur Verfügung stehen. Werden jedoch damit keine eindeutigen Befunde erhoben, ist die Anwendung der MRT zum sicheren Nachweis oder Ausschluß von neoplastischen Knochenprozessen sinnvoll.

Im Gegensatz zur Primärdiagnostik gestaltet sich die Diagnose von lokoregionären *Rezidiven* oder von Tumorresten nach Operation bzw. Radio-/Chemotherapie mit den eingeführten Methoden (konventionelle Diagnostik, Skelettszintigraphie, Angiographie, CT) nicht selten schwierig. Vanel et al. (1987) sowie Reuther u. Mutschler (1990) haben gezeigt, daß die MRT eine wesentliche Rolle in der Verlaufskontrolle nach Entfernung des Tumors und in der Rezidivdiagnostik spielen kann. Gerade bei kleinen Tumoren (< 15 cm^3) ist sie der Computertomographie überlegen.

Bei den Rezidivtumoren sollte routinemäßig Kontrastmittel eingesetzt werden, um insbesondere den Nachweis fibröser Tumoren zu verbessern. Auch die Differenzierung von kleinen zystischen Residuen gelingt mit Gd-DTPA besser.

Abschätzung der biologischen Aktivität und Artdiagnose

Die Kernspintomographie erlaubt mit Hilfe der Relaxationszeitmessung und der Spektroskopie neue Ansätze zur Charakterisierung tumoröser Prozesse. Dies hat jedoch die Beurteilung von Knochentumoren hinsichtlich Wachstumsverhalten und Artdiagnose bisher nicht vorangebracht.

Die Fähigkeit der MRT, unterschiedliche Gewebekomponenten zu differenzieren, führt nur in sehr seltenen Fällen zu einer spezifischen Diagnose. Intra- und peritumorale Hämorrhagien, Fett und nekrotisch-zystische Areale können abgegrenzt werden. Diese Veränderungen können jedoch bei sehr unterschiedlichen, sowohl benignen als auch malignen Tumoren beobachtet werden. Die lipomatösen Anteile in einer Reihe von Tumoren (z. B. im Osteochondrom, nichtossifizierenden Fibrom und Hämangiom) sind kernspintomographisch gut im T1-gewichteten Bild zu erkennen. Dagegen können wertvolle Hinweise auf die Matrixproduktion dem MRT-Nachweis entgehen, da kleine Kalzifikationen nur ungenügend abgebildet werden. Die Gabe von Kontrastmittel führt nur in seltenen Fällen (z. B. Differenzierung Zysten/solide Tumoren) zur Verbesserung der Artdiagnose. Die Beurteilung der Dignität (benigne/maligne) wird durch den Einsatz von Gd-DTPA unter dynamischen Bedingungen verbessert, ohne jedoch eindeutige Ergebnisse liefern zu können.

Alle bisherigen Erfahrungen belegen, daß - von wenigen Fällen abgesehen - vor allem die Röntgenübersichtsaufnahme, in geringerem Maße auch die CT, bessere Aussagen hinsichtlich der biologischen Aktivität und Artdiagnose von Knochenläsionen liefern.

Tumorstaging vor Operation

Der Vorteil der MRT bei der Beurteilung der *intraossären* Ausdehnung eines Knochentumors liegt in der übersichtlichen und exakten Darstellung dünner Schichten in sagittaler und koronarer Ebene. Die MRT ist hierin zweifelsohne die z. Z. wertvollste bildgebende Methode und der CT wie auch der Knochenszintigraphie überlegen (Bloem et al. 1988).

Der Nachweis oder der Ausschluß einer *Kortikalisdestruktion* ist mittels Röntgenübersichtsaufnahme häufig möglich, sofern mindestens in 2 Ebenen geröntgt wird. Die Computertomographie ist bei dieser Fragestellung der Nativdiagnostik überlegen. Bei Anwendung von Körperspulen in der Kernspintomographie gelingt aufgrund des schlechteren Signal-Rausch-Verhältnisses die Beurteilung anatomischer Details, wie dünner, jedoch noch intakter sklerotischer Ränder oder feiner pathologischer Frakturen nicht immer zweifelsfrei, so daß hier die MRT der Computertomographie unterlegen ist (Beltran et al. 1987). Der Nachweis einer Kortikalisdestruktion allein ist jedoch noch kein Beweis für eine Infiltration des Tumors in die Weichteile. Mikroskopisch kann der Tumor von einer radiologisch nicht sichtbaren, dünnen Schicht periostaler Knochenneubildung oder vom intakten Periost selbst umgeben sein, ohne daß eine Weichteilinfiltration vorliegt (Hudson et al. 1983). In diesen jedoch sehr seltenen Fällen versagen die zur Verfügung stehenden radiologischen Methoden einschließlich CT und MRT.

Liegt eine Ausdehnung des Tumors in die *Weichteile* vor, so ist die Aussagekraft der konventionellen Radiographie limitiert. Eine leichte Überlegenheit der MRT gegenüber der CT bei der Beurteilung einer Infiltration in die Weichteile wurde beschrieben (Bloem et al. 1988). Die Beschränkung der MRT liegt in der Beurteilung feiner, periostaler Knochenlamellen. Von großem Wert ist die MRT im Vergleich zur CT bei der Beurteilung eines extraossären Ödems, ohne daß eine Kortikalisdestruktion vorliegen muß. Hochaggressive Tumoren (z. B. das Ewing-Sarkom) können durch die Kortikalis infiltrieren und zu einem periossären Ödem führen, ohne daß eine Knochendestruktion vorliegt. Sind große Gefäß-/Nervenbündel in den Tumor miteinbezogen oder stehen sie in Kontinuität zu diesem, verbietet sich eine rekonstruktive Chirurgie (Office of Medical Applications of Research, National Institutes of Health 1985). Die MRT ist nach eigenen Erfahrungen in ca. 80-90% der Fälle in der Lage, die Beziehung zwischen dem Tumor und den großen Gefäß-/Nervenbündeln korrekt zu beurteilen. Am Unterarm und Unterschenkel reicht das Signal-Rausch-Verhältnis zur sicheren Identifizierung der Gefäße teilweise nicht aus, sofern Körperspulen verwendet werden. Die Angiographie gilt auch heute noch als goldener Standard zur Klärung der Frage nach der Beteiligung der großen Gefäß-/Nervenbündel. Die angiographische Beurteilung setzt jedoch einen hypervaskulären Tumor voraus, da die Verlagerung von Gefäßen allein kein Kriterium der Gefäßmitbeteiligung darstellt. Die CT mit Bolusinjektion und die MRT haben insbesondere in der Becken- und Beinregion teilweise die Angiographie ersetzt, während an der Schulter, am Arm und an den distalen Anteilen der unteren Extremität aufgrund der komplexen anatomischen Situation bzw. der geringen Größe der Gefäße u. E. die Angiographie weiterhin eine entscheidende Rolle spielt.

Verlaufskontrolle unter Chemotherapie

Das unterschiedliche Ansprechen der Tumoren auf Chemotherapie erfordert eine sehr engmaschige, nichtinvasive Kontrolle des Tumors. Hier bietet sich die MRT oder MR-Spektroskopie an. Die Größenzunahme oder -abnahme des Tumors unter Chemotherapie kann MR-tomographisch gut verfolgt werden. Um jedoch schon frühzeitig das Ansprechen zu erfassen, sind verschiedene Wege gegangen worden.

Just et al. (1987) haben aufgezeigt, daß sich über die Bestimmung der gewebeabhängigen Relaxationszeiten T1 und T2 sowie die Protonendichte ein Zugang zu einer unmittelbar quantitativen Charakterisierung des Tumorgewebes eröffnet. Maas et al. (1989) haben erste Ergebnisse mit sequentiellen T1-gewichteten SE-Bildern nach Gabe von Gd-DTPA vorgelegt. Untersuchungen von Erlemann et al. (1989b) weisen darauf hin, daß evtl. dynamische Untersuchungen mit FLASH-Sequenzen nach Gabe von Gd-DTPA bessere Ergebnisse als die 3-Phasen-Szintigraphie bei der Beurteilung des Therapieerfolgs liefern. Das Problem aller dieser Verfahren liegt darin, daß eine reproduzierbare und exakte Messung von Tumoranteilen im Rahmen von Verlaufskontrollen eines sich in der Regel verkleinernden Tumors ausgesprochen schwierig ist. Das innerhalb eines Tumors unterschiedliche Ansprechen auf die Chemotherapie verstärkt diese Schwierigkeit. Weitere Untersuchungen müssen zeigen, inwieweit die MRT eine klinisch wertvolle und allgemein akzeptierte Methode zur *frühen* Beurteilung des Ansprechens auf die Chemotherapie bei Knochentumoren werden kann.

Die ^{31}P-Spektroskopie hat sich nach anfänglichen Hoffnungen als praktikable Methode zur Beurteilung der Therapie nicht durchgesetzt.

Literatur

Beltran J, Noto AM, Chakeres DW et al. (1987) Tumors of the osseous spine: staging with MR imaging versus CT. Radiology 162: 565
Bloem JL, Taminiau AHM, Eulderingk F et al. (1988) Radiologic staging of primary bone sar-

coma: MR imaging, scintigraphy, angiography and CT correlated with pathologic examination. Radiology 169: 805
Bohndorf K, Reiser M, Lochner B et al. (1986) Magnetic resonance imaging of primary tumours and tumour-like-lesions of bone. Skeletal Radiol 15: 511
Braitinger S, Weigert F, Held F et al. (1989) CT und MRT von Wirbelhämangiomen. ROFO 151: 399
Dahlin D (1978) Bone tumors, 3rd edn. Thomas, Springfield, Ill.
Enneking WF, Spanier SS, Goodmann MA (1980) Current concepts review: the surgical staging of musculoskeletal sarcoma. J Bone J Surg 62-A: 1027
Erlemann R, Reiser M, Peters PE et al. (1989 a) Musculoskeletal neoplasms: static and dynamic Gd-DTPA-enhanced MR imaging. Radiology 171: 767
Erlemann R, Sciuk A, Reiser M et al. (1989 b) Monitoring preoperative chemotherapy of osteosarcomas and Ewing's sarcomas by MRI and 3-phase skeletal scintigraphy. 17th Int Congr Radiol, Paris, Book of Abstracts, p 684
Hudson TM, Manaster BY, Springfield DS et al. (1983) Radiology of medullary chondrosarcoma: preoperative treatment planning. Skeletal Radiol 10: 69
Just M, Gutjahr P, Higer HP et al. (1987) Möglichkeiten der MR-Tomographie in der Therapiekontrolle maligner Knochentumoren. ROFO 147: 413
Maas R, Winkler K, Delling G, Heise U (1989) The potential of MRI in preoperative evaluation of chemotherapy-induced necrosis in osteosarcoma and Ewing's sarcoma. Combined EMSOS-MSTS Meeting, Bologna
Office of Medical Applications of Research, National Institutes of Health (1985) Consensus development conference statement: Limb-sparing treatment of adult soft tissue sarcomas and osteosarcoma. JAMA 254: 1791
Oot RF, Melville GE, New PFJ et al. (1988) The role of MR and CT in evaluating clival chordomas and chondrosarcomas. AJR 151: 567
Reuther G, Mutschler M (1990) Detection of local recurrent disease in musculoskeletal tumors: magnetic resonance imaging versus computed tomography. Skeletal Radiol 19: 85
Stiglbauer R, Ritschel P, Kramer J, Imhof H (1989) Fibröse Dysplasie: Erscheinungsbild im Magnetresonanztomogramm. ROFO 151: 338
Vanel D, Lacombe MJ, Couanet D et al. (1987) Musculoskeletal tumors: follow-up with MR imaging after treatment with surgery and radiation therapy. Radiology 164: 243

3.2 Knochenmetastasen

Das Skelettsystem ist eines der bevorzugten Organe bei der Besiedelung durch Metastasen maligner Tumoren. Das ossäre System wird in der Regel durch eine hämatogene Aussaat befallen. Trotz der Verschleppung der Tumoremboli über die Blutbahn können die Lungen und die Leber ausgespart bleiben, da die Tumorzellen über den sog. Batsonschen vertebralen Venenplexus, welcher mit der unteren und oberen Hohlvene, den Extremitätengefäßen, dem Gehirn und dem Körperwandsystem kommuniziert, direkt in das Skelett gelangen können. Prädilektionsorte für ossäre Metastasen sind die noch gut durchbluteten, „rotes" Knochenmark enthaltenden Skelettabschnitte. Dies erklärt den sehr hohen Anteil an Metastasen im Stammskelett.

3.2.1 Untersuchungstechnik

Das Vorgehen ist bei primären und sekundären Knochentumoren prinzipiell gleich. Es wird auf 3.1.2. verwiesen. An der Wirbelsäule haben sich insbesondere Gradientenechosequenzen (2 D-FLASH, TR > 300 ms, TE 17 ms, Flipwinkel 40°) bewährt (Krauss u. Tiling 1988).

72 MRT von Skelettläsionen

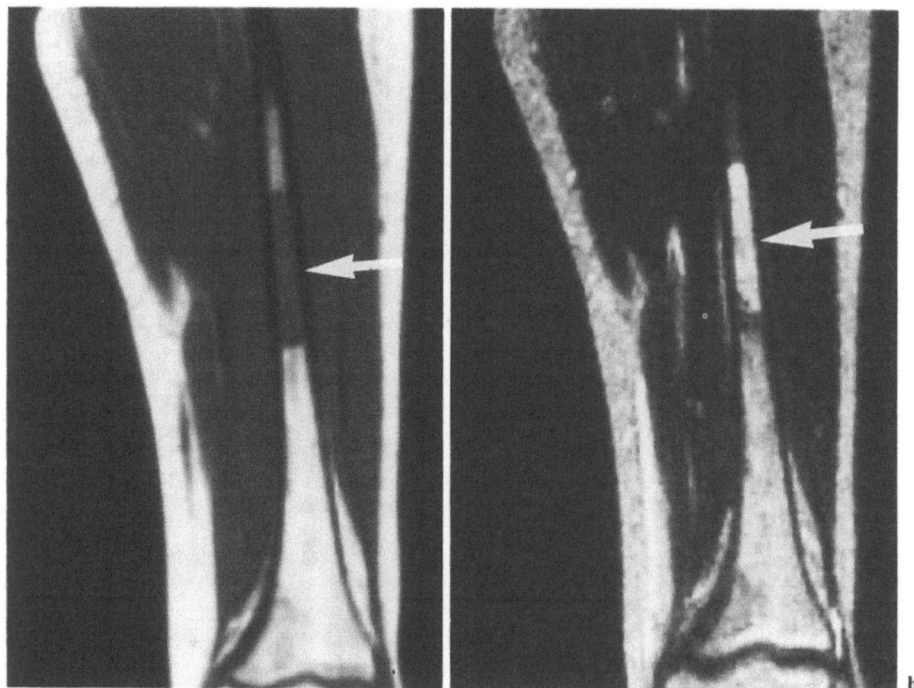

Abb. 3.19 a, b. Metastase eines Ewing-Sarkoms, 12 J., w. Femur. **a** Umschriebene, signalarme Läsion im Knochenbinnenraum des Femurs *(Pfeil)*. (SE, TR 600 ms, TR 15 ms). **b** Im T2-gewichteten Bild ist die Läsion signalreich *(Pfeil)*. (SE, TR 2000 ms, TE 90 ms)

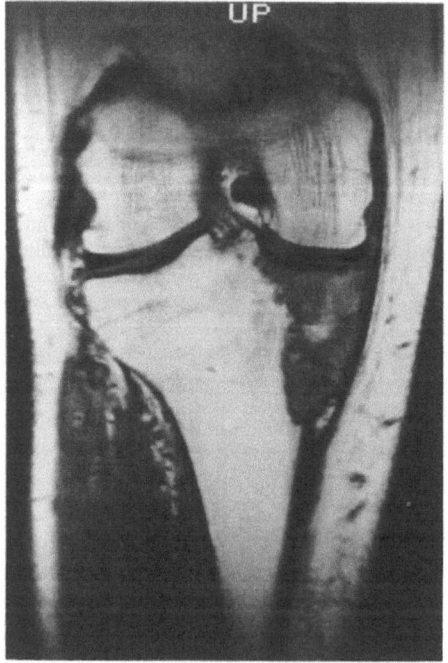

Abb. 3.20. Metastase eines Melanoms, 42 J., m. Tibia. Im T1-gewichteten Bild ist die Läsion von signalreichen Arealen durchsetzt. Pathologisch-histologisch fand sich in der Metastase Melanin (SE, TR 600 ms, TE 15 ms)

3.2.2 Morphologie und Signalverhalten

Knochenmetastasen sind im T1-gewichteten SE-Bild in der Regel signalarm (Abb. 3.19). Ausnahmen sind stark melaninhaltige, signalreichere Metastasen und Tumoren mit hämorrhagischen Anteilen (Abb. 3.20). In Abhängigkeit vom Verkalkungsgrad kommen Metastasen in T2-Wichtung entweder signalarm oder signalreich (Abb. 3.19) zur Abbildung. Ein peritumorales Ödem ist nur selten (ca. 10-15%) nachzuweisen.

Bei Anwendung von FLASH-Sequenzen (s. 3.2.1) stellen sich Metastasen sehr signalintensiv dar. Ausnahmen bilden auch hier die homogen verkalkten Tumoren.

Algra et al. (1989) haben an der Wirbelsäule 4 morphologische und Signalmuster herausgearbeitet:

1) Fokal lytischer Typ: Geringe Signalintensität im T1- und hohe Signalintensität im T2-gewichteten Bild.
2) Fokal sklerotischer Typ: In beiden Wichtungen bleiben die Metastasen signalarm.
3) Diffus inhomogener Typ: Sehr inhomogene Signalminderung im T1-gewichteten Bild. Im T2-gewichteten Bild (speziell bei Anwendung der Gradientenechosequenzen) liegt eine eher homogene Signalsteigerung vor.
4) Diffus homogener Typ: Signalverhalten wie bei 3), jedoch deutlich homogener konfiguriert.

3.2.3 Differentialdiagnose und klinische Wertigkeit

Signalverhalten und Morphologie erlauben keine eindeutige MR-Diagnose einer Knochenmetastase. Liegt eine relativ signalreiche Läsion im T1-gewichteten Bild vor, muß an melaninhaltige Metastasen gedacht werden, ohne daß sicher gegen primäre und sekundäre Knochentumoren mit Einblutungen differenziert werden kann. Multiple, im T1- und T2-gewichteten Bild signalarme Läsionen sprechen für osteoblastische Metastasen. Differentialdiagnostisch ist jedoch ebenfalls an Kompaktainseln (singulär!) und an die Osteopoikilose zu denken.

Problematisch ist die Differenzierung einer benignen und malignen Wirbelkörperkompressionsfraktur: Liegen (im T1-gewichteten Bild) ein oder mehrere höhengeminderte Wirbelkörper mit *normalem* oder etwas *erhöhtem* Knochenmarksignal vor, kann eine Metastase mit hoher Sicherheit ausgeschlossen und von einer alten Wirbelkörperfraktur ausgegangen werden. Ist das Knochenmarksignal jedoch nicht dem normalen Knochenmark äquivalent, gelingt es häufig nicht, zwischen Metastasen, einer akuten Wirbelkörperfraktur oder einem entzündlichen Prozeß zu differenzieren. Alle Erkrankungen können mit Signalminderungen im T1- und Signalsteigerungen im T2-gewichteten Bild einhergehen. Der Nachweis weiterer fokaler Veränderungen, die Mitbeteiligung der Wirbelbögen und normale Bandscheiben sprechen jedoch für Metastasen (Yuh et al. 1989).

Verschiedene Studien haben gezeigt, daß im Bereich der Wirbelsäule die MRT der 99 m-Tc-Knochenszintigraphie beim Nachweis von Knochenmetastasen überlegen ist (Algra et al. 1989; Kattapuram et al. 1990). Die MRT muß jedoch der Abklärung unklarer szintigraphischer und/oder radiologischer Befunde vorbehalten bleiben. Die Knochenszintigraphie, in Zukunft möglicherweise die Knochenmarkszintigraphie mit monoklonalen Antikörpern (Reske et al. 1989) bleiben die Screeningmethode der 1. Wahl, da sie das gesamte Skelett darstellen.

Literatur

Algra PR, Tissing H, Bloem JL et al. (1989) MRI and bone scintigraphy in the detection of vertebral metastases. Radiology 173 (p): 142
Kattapuram SV, Khurana JS, Scott JA, El-Khoury GY (1990) Negative scintigraphy with positive magnetic resonance imaging in bone metastases. Skeletal Radiol 19: 113
Krauss B, Tiling R (1988) Gradienten-Echo-Sequenzen mit verlängerter Repetitionszeit in der Diagnostik von Knochenmarksveränderungen der Wirbelsäule. Digit Bilddiagn 8: 65
Reske SN, Karstens JH, Gloeckner D et al. (1989) Radioimmunoimaging for diagnosis of bone marrow involvement in breast cancer and malignant lymphoma. Lancet II: 299
Yuh WTC, Zachar CK, Barloon TJ et al. (1989) Vertebral compression fractures: destinction between benign and malignant causes with MR imaging. Radiology 172: 215

3.3 Entzündliche Knochenerkrankungen

3.3.1 Osteomyelitis

Klinisches Erscheinungsbild, pathologisch-histologische und auch radiologische Befunde der Osteomyelitis sind abhängig von der Eintrittspforte des Erregers (hämatogen, exogen), dessen Virulenz, der Abwehrlage des Wirtsorganismus und dem lokalen Knochenbefund (z. B. nach Trauma). Grob ist zwischen akuten und chronischen Formen der Osteomyelitis zu unterscheiden. Brodie-Abszeß und Osteomyelitis sclerosans Garré stellen Sonderformen der chronischen Osteomyelitis dar.

Untersuchungstechnik

Basis der Untersuchung sind T1- und T2-gewichtete SE-Sequenzen. Bei T2-gewichteten Sequenzen mit Echozeiten von unter 100 ms kann der Kontrast zwischen Knochenmark und Entzündungsherd bei der akuten Osteomyelitis manchmal nicht ausreichend zu dokumentieren sein. Die immer wegweisenden T1-Bilder sind dann durch kalkulierte, „reine" T2-Bilder oder Gradientenechosequenzen (z. B. Flash, TR 200-400 ms, TE 10-20 ms, Flipwinkel 30-40°) zu ergänzen. Als günstig hat sich auch der Einsatz der STIR-Sequenz (short time inversion recovery) als Suchsequenz erwiesen, da hier ein sehr hoher Kontrast eines Entzündungsherdes zum Knochenmark besteht (Unger et al. 1988; Bertino et al. 1988).

Morphologie und Signalverhalten

Akute Osteomyelitis
Es handelt sich um signalarme Läsionen im T1- und signalreiche, inhomogene Bezirke unterschiedlicher Größe im T2-gewichteten Bild. Im Knochenbinnenraum ist der Bezirk unscharf begrenzt zu erkennen, wobei der Entzündungsherd zum

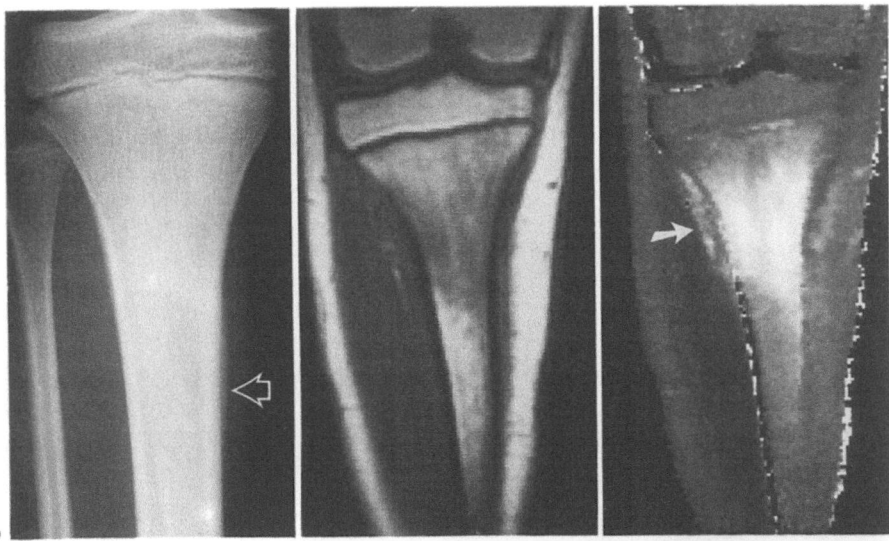

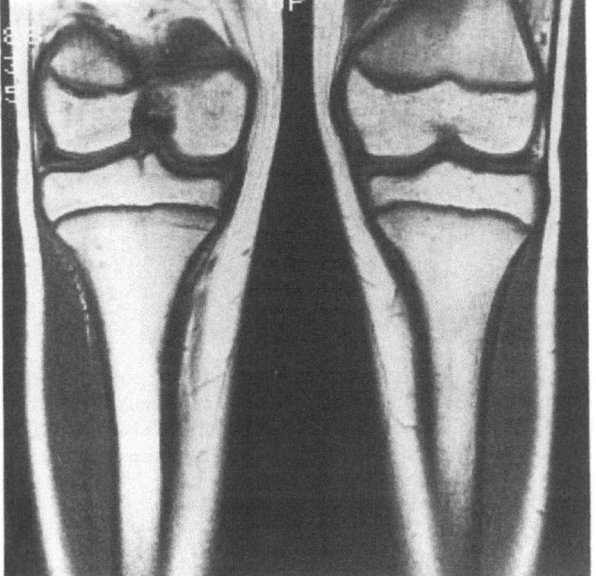

Abb. 3.21 a-d. Akute Osteomyelitis. 11 J., w. **a** Nur geringe Strukturunregelmäßigkeit der Spongiosa. **b** Im T1-gewichteten Bild (SE, TR 600 ms, TE 22 ms) ist eine inhomogene, unscharf begrenzte Signalminderung meta- und diaphysär abgrenzbar. **c** Im „reinen", kalkulierten T2-Bild (TR 2200 ms, 16 Echos) kommt der entzündliche Bezirk stark signalreich zur Darstellung. Periossäres Ödem *(Pfeil).* **d** 4 Monate nach Krankheitsbeginn und nach antibiotischer Therapie vollständige Restitutio ad integrum des Knochenmarksignals (SE, TR 600 ms, TE 22 ms)

normalen Knochenmark im T1-gewichteten Bild deutlich besser kontrastiert (Abb. 3.21), so daß im Einzelfall die T2-Erhöhung günstiger durch eine direkte Bestimmung der Relaxationszeit erfaßt wird (Abb. 3.21 c).

Nach eigenen Untersuchungen ist bei der akuten Osteomyelitis eine kortikale Mitbeteiligung in 80% der Fälle zu erwarten und durch eine Signalanhebung, Konturirregularität und/oder Verbreiterung abzugrenzen. Die Weichteile sind in ca. 70% der Fälle mitbeteiligt, erkennbar durch eine periossäre Signalerhöhung, ohne daß es zu einer umschriebenen, abszeßverdächtigen Konfiguration kommt

76 MRT von Skelettläsionen

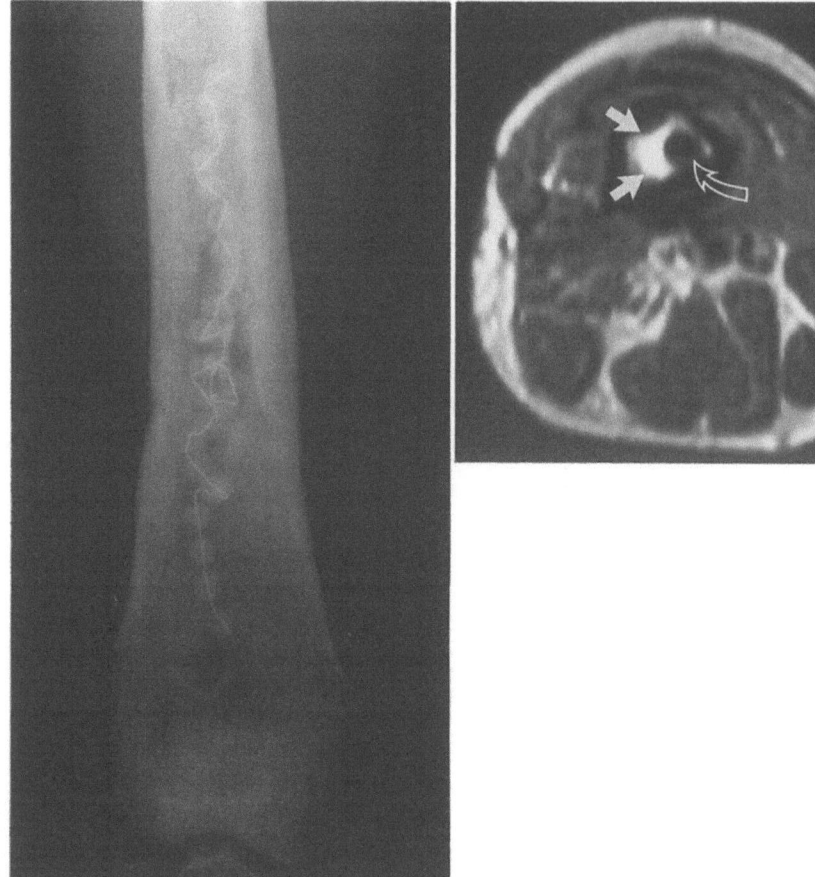

Abb. 3.22 a, b. Akuter Schub einer chronischen, posttraumatischen Osteomyelitis. 34 J., m. **a** Bei Zustand nach Versorgung mit Pallacoskette klinischer Verdacht auf Rezidiv. Röntgenologisch kein sicherer Anhalt für einen akuten Schub der Osteomyelitis. **b** Im T2-gewichteten Bild (SE, TR 200 ms, TR 90 ms) findet sich ein stark signalreicher, entzündungsverdächtiger Bezirk *(Pfeile)* neben der signallosen Pallacoskugel *(gebogener Pfeil)*. Der Befund ist nicht von einer rein zystischen Flüssigkeitsansammlung zu unterscheiden

(Abb. 3.21 c). Ein Gelenkerguß fand sich in unserem Krankengut bei 55% der Patienten.

Experimentelle Untersuchungen über die akute Osteomyelitis zeigen, daß eine histologisch verifizierte Periostreaktion mittels MRT in 100% der Fälle als feine Ödemzone und/oder Verbreiterung der Kortikalis nachzuweisen war (Spaeth et al. 1989).

Chronische Osteomyelitis
Bei der akuten und chronischen Osteomyelitis ist das Signalverhalten identisch. Da es sich in der Regel um posttraumatische Formen der Osteomyelitis handelt, sind die Läsionen jedoch stärker inhomogen konfiguriert (bedingt durch eine ver-

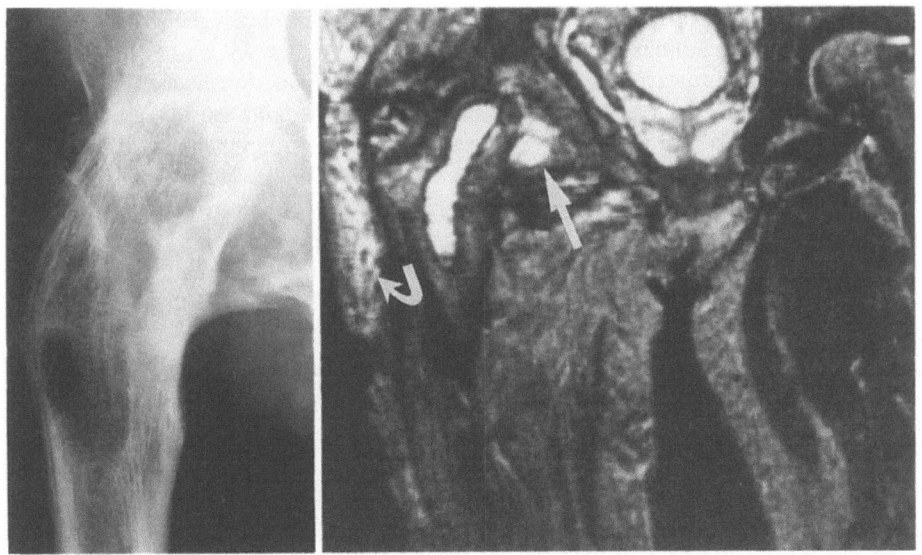

Abb. 3.23a, b. Intraossärer Abszeß bei chronischer Osteomyelitis. Zustand nach posttraumatischer Hüftgelenkszerstörung vor 32 Jahren, 74 J., m. **a** Röntgenologisch ist eine längliche Aufhellungszone zu erkennen, die relativ scharf begrenzt ist. Der Ramus superior ossis pubis ist nicht vollständig abgebildet. **b** Im T2-gewichteten Bild (SE, TR 2000 ms, TE 90 ms) demarkiert sich scharf der signalintense Abszeß. Zusätzlich ist auch eine Flüssigkeitsansammlung im Ramus superior ossis pubis *(Pfeil)* zu erkennen. Das subkutane Fettgewebe ist ödematös durchsetzt *(gebogener Pfeil)*

stärkte Sklerosierung und Irregularität des Knochenbinnenraums), und die Kortikalis ist noch häufiger (ca. 90%) mitbeteiligt. Die Weichteile sind in etwa 70% von der Entzündung miterfaßt.

Hervorzuheben ist, daß entzündliche Rezidive auch im Bereich von Pallacosketten erkannt werden können (Abb. 3.22). Die Differenzierung gegenüber haloartigen, signalreichen Artefakten der Pallacoskugeln erfolgt durch den Vergleich der Protonen- und T2-gewichteten Bilder. Sofern der signalreiche Bezirk in beiden Meßsequenzen isointens ist, handelt es sich um Artefakte. Entzündungen sind im T2-gewichteten Bild demgegenüber deutlich signalreicher als im protonengewichteten Bild.

Als Therapie der chronischen Osteomyelitis wird zunehmend eine Muskellappenplastik durchgeführt. Die Muskulatur ist in diesen Fällen postoperativ länger (mindestens 4 Monate) ödematös und signalreich. Eine Superinfektion kann in dieser Zeit nicht abgegrenzt werden, sofern nicht umschriebene Abszesse vorliegen.

Intraossäre Abszesse: Die intraossären Abszesse sind entweder von einem Sklerosesaum umgeben und klinisch blande (Brodie-Abszeß), oder es finden sich umschriebene, flüssig-eitrige Bezirke mit relativ scharfem, signalarmem Saum. In beiden Fällen zeigen sich im T2-gewichteten Bild die Läsionen stark signalreich und homogenen (Abb. 3.23). Seltener sind zentral signalärmere Zonen abgrenzbar.

Verlauf der Osteomyelitis: Über das kernspintomographische Korrelat des Verlaufs bei akuter und chronischer Osteomyelitis unter Antibiotikatherapie liegen noch keine systematischen Erfahrungen vor. Eigene Auswertungen zeigen, daß bei Kindern und Jugendlichen eine Befundnormalisierung bei der *akuten* Osteomyelitis nach etwa 2 Monaten möglich ist (Abb. 3.21 d). Bei der chronischen Osteomyelitis liegt einerseits der Beschwerdebeginn häufig 3-6 Monate zurück, ehe die Patienten zur Kernspintomographie vorgestellt werden, andererseits wurden selbst 10 Monate nach Therapiebeginn von uns noch signalreiche Bezirke im Knochenbinnenraum gesehen, ohne daß ein klinisches Korrelat für eine akute Entzündung vorlag.

Kompliziert wird die Situation durch zystoide, *sterile* Residuen, wie sie posttraumatisch und nach chronischer Osteomyelitis nicht selten sind, so daß trotz fehlender Entzündung signalreiche Strukturen nachzuweisen sind. Diese zystischen, sehr signalreichen Bezirke liegen intramedullär, sind in der Regel scharf begrenzt und nicht von einem perifokalen Ödem umgeben. Auch die Weichteile sind in diesen Fällen ohne pathologischen Befund, d. h. ohne ödematöse oder abszeßverdächtige Mitbeteiligung.

Zu beachten ist, daß sich in seltenen Fällen undifferenzierte Sarkome im Bereich einer chronisch-rezidivierten Osteomyelitis entwickeln können. In einem von uns beobachteten Fall war im T2-gewichteten Bild das Sarkom deutlich signalärmer als der gleichzeitig vorhandene osteomyelitische Herd (Abb. 3.24).

Differentialdiagnose und klinische Wertigkeit

Häufig sind weder mittels der Signalintensitäten noch mittels der Relaxometrie osteomyelitische von tumorösen Bezirken sicher zu unterscheiden. Dies gelingt nur bei umschriebenen Abszessen mit sehr starker Erhöhung der T2-Relaxationszeit (ca. über 250 ms) und signalarmer Randzone. Konsequenterweise ist es bei den diffusen Formen der Osteomyelitis notwendig, sich bei der Diagnose auf morphologische Kriterien zu stützen. Der Befund einer unscharfen, irregulären Begrenzung der Läsion ist auf einen ödematös/entzündlichen Herd verdächtig. Besonders im Vergleich mit dem Wachstumsverhalten der Knochentumoren und tumorähnlichen Läsionen zeigt sich, daß entzündliche Prozesse in Röhrenknochen eine vertikale Wachstumstendenz ohne raumfordernden Charakter haben. Trotz fehlender expansiver Raumforderung ergibt sich häufig der Befund eines feinen periossären Ödems, in seltenen Fällen auch eines Abszesses in den Weichteilen. Entscheidende Hinweise auf eine Osteomyelitis sind die - signalreiche - Beteiligung sowohl der Epi- als auch Metaphyse im Röhrenknochen im T2-gewichteten Bild, ohne daß gleichzeitig makroskopisch eine Zerstörung des Knochens und der Knochenstruktur zu beobachten ist. Dies gilt gleichermaßen für Gelenke, speziell für die Iliosakralgelenke. Die genannten Befunde erlauben auch unter Berücksichtigung der klinischen Befunde zwar sehr häufig, aber nicht immer die Diagnose einer Osteomyelitis. Dies gilt speziell für die Osteomyelitis in kleinen Knochen (Fuß, Hand, Klavikula), wo es sehr schnell zu einer Knochendestruktion und einer Infiltration in die Weichteile kommt. Eine Reihe von tumorösen Prozessen muß in diesem Zusammenhang beachtet werden: Ewing-Sarkome und eosinophiles Granulom stellen im Kindes- und Jugendalter die wesentliche Differentialdiagnose dar. Gegenüber dem Brodie-Abszeß mit einem stark sklerotischen Randsaum ist die fibröse Dysplasie abzugrenzen. Hier sollte eine starke periphere

Entzündliche Knochenerkrankungen 79

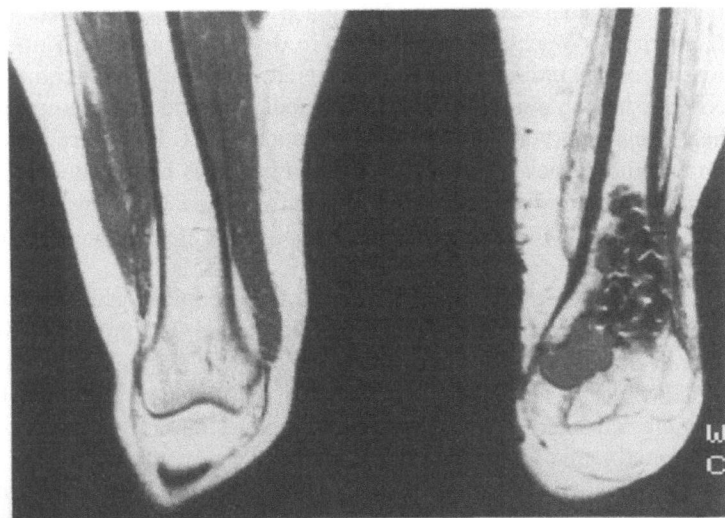

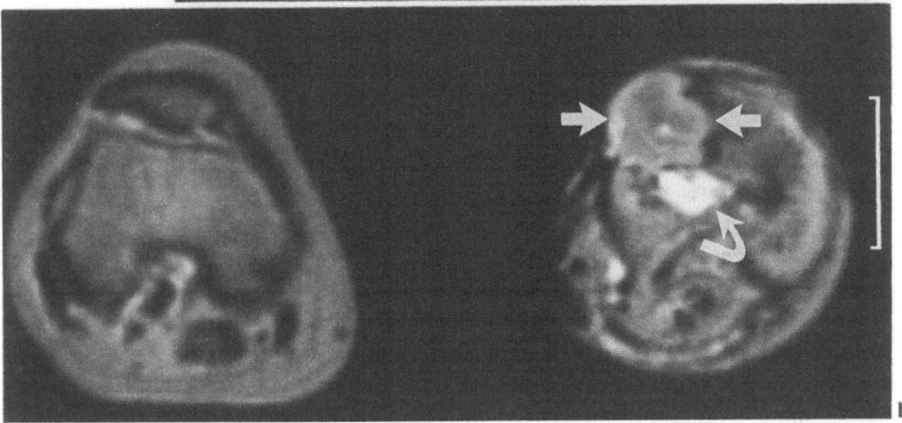

Abb. 3.24 a, b. Malignes fibröses Histiozytom und chronische posttraumatische Osteomyelitis. 55 J., w. **a** Im T1-gewichteten Bild (SE, TR 600 ms, TE 22 ms) ist kaudomedial der Pallacoskette eine umschriebene, signalarme Läsion abzugrenzen. Der Befund hat sich im Verlauf von ca. 6 Monaten entwickelt. **b** Das T2-gewichtete Bild (SE, TR 2000 ms, TR 90 ms) zeigt einen stark signalreichen intramedullären, entzündlichen Herd *(gebogener Pfeil).* Der Tumor ist relativ signalarm und nur in den Randpartien signalreicher als das subkutane Fett und das Knochenmark *(Pfeile)*

Anreicherung nach Gd-DTPA sowie der Nachweis eines perifokalen Ödems die Diagnose eines Brodie-Abszesses erleichtern.

Praktisch identische Befunde sind intramedullär bei der akuten Osteomyelitis und der transitorischen Osteoporose (s. 3.5) nachzuweisen. Die Entzündung geht jedoch häufig mit einer Weichteilbeteiligung einher, was bei der transitorischen Osteoporose nicht der Fall ist.

Die Sensitivität der MRT beim Nachweis der Osteomyelitis wird von verschiedenen Autoren mit 90-100% (Tang et al. 1988; Unger et al. 1988) angegeben. Dabei muß jedoch berücksichtigt werden, daß klinische Vorinformationen in die

Diagnose miteinbezogen wurden. Nach eigenen Erfahrungen ist es speziell bei Kindern mit Weichteilentzündungen in der Umgebung von Knochen mit kleinem Knochenbinnenraum (Hand-, Fußskelett, Klavikula) manchmal nicht sicher zu entscheiden, ob eine knöcherne Mitbeteiligung und damit eine Osteomyelitis vorliegt. Aufgrund von Anschnittphänomenen bleibt der innere Anteil der Knochen im T1- und T2-gewichteten Bild signalarm und es besteht die Gefahr einer falsch-negativen Befundung. Auch bei der chronischen Osteomyelitis ist die Spezifität der MRT deutlich geringer als die Sensitivität einzuschätzen (siehe Bemerkungen zum Verlauf).

Einer der Vorteile der MRT ist die sichere Differenzierbarkeit septischer Arthritiden und Weichteilentzündungen von einer Osteomyelitis (Tang et al. 1988). Yuh et al. (1989) haben auf den Wert der MRT zum Nachweis und zum Ausschluß einer Osteomyelitis am Fuß bei diabetischen Patienten hingewiesen, da hier die Koexistenz von Weichteilödem, vaskulärer Insuffizienz und peripherer Neuropathie die Diagnose stark erschwert.

Bei *Kindern und Jugendlichen* hat sich zur Diagnosesicherung der akuten Osteomyelitis die MRT als wesentliche bildgebende Methode durchgesetzt. Basis bleibt auch hier die konventionelle Röntgendiagnostik, die im Frühstadium (<10 Tage nach Schmerzbeginn) in der Regel ohne pathologischen Befund ist, jedoch vor allem tumoröse Prozesse als Schmerzursache ausschließt. Sind klinische Entzündungsparameter eindeutig und ein positiver, Osteomyelitis-typischer Befund im MR-Tomogramm vorhanden, kann auf eine bioptische Sicherung des Befundes verzichtet werden. Die 3-Phasen-Knochenszintigraphie hat bei Kindern und Jugendlichen den großen Nachteil, daß die Mehrbelegung im Bereich der Wachstumszonen in diesen Regionen nicht selten zu falsch-negativen Befunden führt. Bei *Erwachsenen* ist im klinischen Routinebetrieb der Einsatz der MR-Tomographie nur in Problemfällen notwendig. Klinik, Laboruntersuchungen, Röntgenbild und 3-Phasen-Knochenszintigraphie bilden hier die Basis der Diagnostik. MRT sowie weitergehende szintigraphische Methoden (z. B. Leukozytenszintigraphie) sind nur in ausgewählten Fällen als Ergänzung sinnvoll.

Die Bedeutung der *Verlaufsbeurteilung* einer *chronisch* rezidivierenden Osteomyelitis durch bildgebende Verfahren liegt in der zunehmenden Anwendung plastisch-chirurgischer Maßnahmen zur langfristigen Sanierung geschädigten oder avitalen Knochens. In diesen Fällen gilt es, den Nachweis zu führen bzw. sicher auszuschließen, daß keine Osteomyelitis mehr vorliegt. Die Nativradiologie ist bei der chronisch-rezidivierenden Osteomyelitis zur Beurteilung der Aktivität der Erkrankung nur in etwa 50% der Fälle hilfreich (Tumeh et al. 1987). Nur der Nachweis eines Sequesters ist als verläßliches Zeichen einer aktiven Erkrankung anzusehen, während der Befund einer Erosion oder einer periostalen Reaktion sich in diesen Fällen als unspezifisch erwiesen hat. In der MRT kommt es im Idealfall nach Monaten – in der Regel nach operativer Revision – zu einer Befundnormalisierung mit fettmarkäquivalentem Signal oder signallosen Sklerosen und/oder Fibrosen. Der Zeitraum, in dem eine Befundnormalisierung in der MRT frühestens zu erwarten ist, muß nach den bisherigen Erfahrungen mit mindestens 6 Monaten angegeben werden.

Es ist sicher, daß bei der *akuten* Osteomyelitis die subjektiven Beschwerden des Patienten unter Antibiose der Befundnormalisierung im MRT vorangehen. Es bleiben signalreiche Residuen über Monate bestehen, so daß frühestens nach Ablauf von 3-4 Monaten zu einer akuten Exazerbation Stellung genommen werden kann.

3.3.2 Pyogene Spondylodiszitis

Die unspezifische infektiöse Spondylodiszitis wird in erster Linie durch Staphylokokken, seltener durch E. coli und Brucellen hervorgerufen. Mögliche Infektionswege sind vor allem die hämatogene Infektion sowie iatrogene Eingriffe.

Morphologie und Signalverhalten

Das MR-tomographische Erscheinungsbild der floriden vertebragenen Osteomyelitis mit Beteiligung der Bandscheibe hat folgende Charakteristika:
T1-gewichtetes Bild: Konfluierende Signalminderung von mindestens 2 Wirbelkörpern und des dazugehörigen Intervertebralraums, die kaum voneinander getrennt werden können.
T2-gewichtetes Bild (SE, Gradientenecho): Deutliche Signalerhöhung der Bandscheibe und der Wirbelkörper, speziell im Bereich der Deck- und Bodenplatte (Abb. 3.25). Bei paravertebraler Ausbreitung des entzündlichen Prozesses erkennt man nicht selten einen subligamentären Abszeßstreifen mit erhöhtem Signal, der das Längsband bogig abdrängt (Modic et al. 1985).
Im Rahmen der *Verlaufskontrolle* nimmt die Hypointensität im T1-gewichteten Bild deutlich ab. Auch im T2-gewichteten Bild verblaßt das entzündliche Segment.

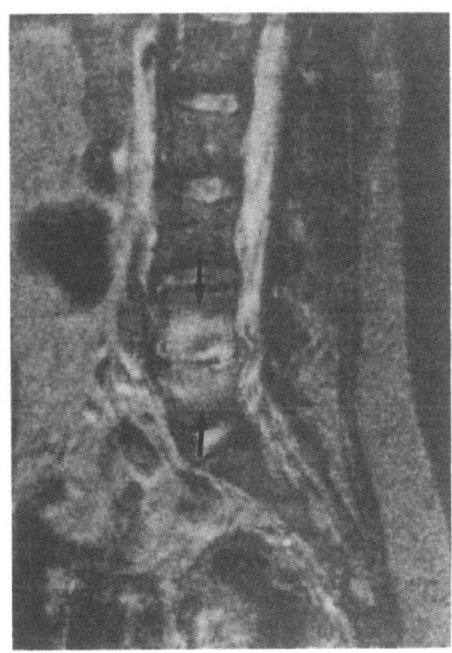

Abb. 3.25. Pyogene Spondylodiszitis (Staph. aureus). 54 J., w. Im T2-gewichteten Bild werden die deck- und bodenplattennahen Anteile von L 4 und L 5 signalreich abgebildet *(Pfeile)*. Intervertebral ist die Diszitis noch signalintensiver abzugrenzen. Zusätzlich liegt ein Bandscheibenprolaps vor (SE, TR 2000 ms, TE 90 ms)

82 MRT von Skelettläsionen

Übrig bleiben zumeist verschmälerte und unregelmäßig konturierte Bandscheiben, sklerosierte Abschlußplatten und erniedrigte, manchmal verblockte Wirbelkörper. Die Fettmarkzunahme und das Verschwinden des Ödems ist unter antibiotischer Therapie innerhalb von 3-6 Monaten zu beobachten (Kramer et al. 1989).

Differentialdiagnose und klinische Wertigkeit

Neoplasien, speziell Metastasen, sind mittels MRT von der Spondylodiszitis durch die fehlende Beteiligung der Bandscheibe zu unterscheiden. Obwohl die Mitbeteiligung der Bandscheibe bei Metastasen in seltenen Fällen möglich ist, erlaubt dieses Unterscheidungskriterium fast immer eine Differenzierung.

Die auf eine Spondylitis hinweisenden Signalveränderungen sind mittels MRT früher als in der konventionellen Diagnostik und etwa zum selben Zeitpunkt wie in der 3-Phasen-Knochenszintigraphie zu erfassen (Modic et al. 1985). Zusatzinformationen der MRT zu den bekannten Untersuchungsmethoden einschließlich CT sind:

- Bandscheiben und angrenzende Wirbelkörperabschnitte können auch bei bereits degenerativ verändertem Intervertebralraum auf eine Spondylodiszitis hin untersucht werden.
- Genaue Informationen sind hinsichtlich Bandscheibenhöhe und kraniokaudaler Prozeßausdehnung zu gewinnen.
- Der MRT läßt sich anhand der Signalintensität entnehmen, ob der Prozeß noch akut oder bereits zum Stillstand gekommen ist.

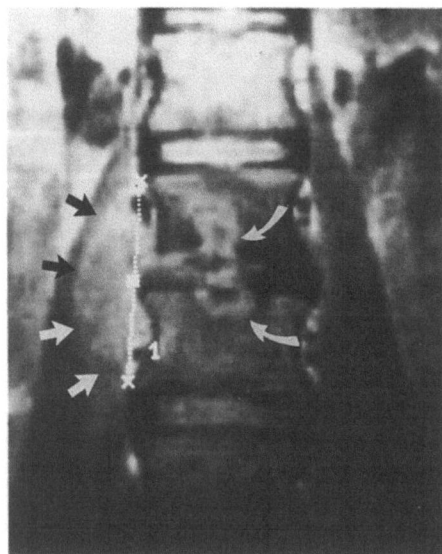

Abb. 3.26. Tuberkulöse Spondylitis, LWS. 34 J., w. Großer paraspinaler Abszeß *(Pfeile)* rechts. Der entzündliche Prozeß entwickelt sich zudem zungenförmig in beide Wirbelkörper *(gebogene Pfeile)*. Der Signalabfall nach kaudal ist spulenbedingt (FLASH, TR 400 ms, TR 22 ms, Flip-Winkel 30°)

3.3.3 Tuberkulöse Spondylitis

Smith et al. (1989) haben gezeigt, daß beim tuberkulösen Befall der Wirbelsäule, im Gegensatz zur pyogenen Spondylodiszitis,

- die Bandscheibe seltener mitbeteiligt ist,
- in erster Linie der hintere Anteil der Wirbelkörper einschließlich der Wirbelbögen befallen ist,
- relativ große laterale oder bilaterale paraspinale Weichteilmassen vorliegen (Abb. 3.26).

Differentialdiagnostisch ist bei fehlender Beteiligung der Bandscheibe eine sichere Abgrenzung zu neoplastischen Erkrankungen (Metastasen, Lymphomen, multiples Myelom) schwierig. Auch das eosinophile Granulom muß beachtet werden. Da bei der tuberkulösen Spondylitis häufig mehr als zwei Wirbelkörper befallen sind, wird die Differentialdiagnose zur Metastase weiter erschwert.

Literatur

Bertino RE, Porter BA, Stimac GK, Trepper SJ (1988) Imaging spinal osteomyelitis and epidural abscess with short time inversion recovery (STIR). AJNR 9: 563

Duque-Reina D, Bohndorf K, Alzen G (1990) MRI of osteomyelitis. In: Higer HP, Bielcke F (eds) Tissue characterization in MR imaging. Springer, Berlin Heidelberg New York Tokyo

Kramer J, Schratter M, Pongracz N et al. (1989) Therapiekontrolle der Spondylitis mittels MRT. Zentrbl Radiol 138: 767

Modic TH, Feiglin DH, Piraino DW et al. (1985) Vertebral osteomyelitis: assessment using MR. Radiology 147: 157

Smith AS, Weinstein MA, Mizushima A et al. (1989) MR imaging characteristics of tuberculous spondylitis vs vertebral osteomyelitis. AJR 153: 399

Spaeth HJ, Chanduani VP, Beltran J et al. (1989) MR imaging detection of early periostitis in acute experimental osteomyelitis: a comparitive study between MR imaging, CT and plain radiography with pathologic correlation. Radiology 170 (p): 205

Tang JSH, Gold RH, Basset LW, Seeger LL (1988) Musculoskeletal infection of the extremities: evaluation with MR imaging. Radiology 166: 205

Tumeh SS, Aliabadi P, Weissman B, McNeil BJ (1987) Disease activity in osteomyelitis: role of radiography. Radiology 165: 781

Unger E, Modofsky P, Gatenby R et al. (1988) Diagnosis of osteomyelitis by MR imaging. AJR 150: 605

Yuh WT, Corson JD, Baraniewski HM et al. (1989) Osteomyelitis of the foot in diabetic patients: evaluation with plain film, 99 m-Tc-MDP bone scintigraphy, and MR imaging. AJR 152: 795

3.4 Ischämische Knochen- und Knochenmarkveränderungen

Die Pathogenese der zur *Knochennekrose* führenden arteriellen und venösen Zirkulationsstörungen ist bis heute weitgehend ungeklärt. Eine Vielzahl von ätiologischen Faktoren, die zumindest synergistisch zur Entstehung von Knochennekrosen beitragen, ist jedoch ermittelt worden. Klinisch im Vordergrund stehen die Steroidtherapie, Traumata, operative Eingriffe am Schenkelhals, das Cushing-Syndrom, die Caisson-Krankheit sowie Blut- und Speicherkrankheiten (z. B. M. Gaucher). Häufig muß die Erkrankung jedoch als idiopathisch eingestuft werden.

Da Ätiologie und Pathogenese nicht als umfassende Differenzierungskriterien herangezogen werden können, wird in der Regel unter klinischem Blickwinkel in Knochennekrosen des *Kindes- bzw. Erwachsenenalters,* sowie entsprechend der *Lokalisation* unterteilt. Knochennekrosen sind in den Röhren- und den Fuß- und Handwurzelknochen häufig, seltener auch in der Wirbelsäule und den platten Knochen anzutreffen.

Pathologische Anatomie und Histologie (Delling 1984)
Makroskopisch sind im frühen Stadium der Knochennekrosen intensiv gelbe Areale (verseifte Fettsäuren!?) und ein hämorraghischer Randsaum nachzuweisen. Im weiteren Verlauf bildet sich eine reaktive sklerotische Randzone, und es erfolgt eine Mineralisation der nekrotischen Skelettabschnitte. Bei Knochennekrosen im Gelenkbereich (z. B. bei der Femurkopfnekrose) ist der Knorpel relativ lange unbeteiligt. Demgegenüber findet sich der Knorpel bei der Osteochondrosis dissecans oft weich, „geschwollen", ehe es zu Rissen und zum Abscheren ganzer Knorpelstücke kommt. *Mikroskopisch* ist die Knochennekrose verschiedenen Stadien zuzuordnen:

- Akutes Nekrosestadium: Die Kerne der Osteozyten sind noch vorhanden, die Fettzellen jedoch schon degeneriert und vakuolig umgewandelt. Periphere Zeichen der lokalen Hyperämie.
- Stadium der Organisation: Die Markräume werden bindegewebig umgewandelt und die nekrotischen Areale resorbiert. Gleichzeitig findet eine Knochenneubildung entlang von Knochenresten und eine diffuse Mineralisation des Bindegewebes statt. Osteosklerose im Randabschnitt.
- Stadium der Abräumreaktion: Die zunehmende, häufig irreguläre Mineralisation steht im Vordergrund. Parallel dazu findet in unterschiedlichem Ausmaß die zystische Umwandlung einzelner untergegangener Knochenabschnitte statt.

Unter klinischen Gesichtspunkten werden im folgenden nur häufige Formen der aseptischen, ischämischen Knochennekrosen besprochen.

3.4.1 Femurkopfnekrose (FKN)

G. ADAM, K. BOHNDORF

Untersuchungstechnik

Bei klinischem Verdacht auf eine FKN sollte mit T1- und T2-gewichteten (TR 500-600 ms, TE 15-22 ms; TR 1800-2500 ms, TE 90 ms) Spinechosequenzen in koronarer Schnittführung untersucht werden. Die koronare Schnittführung bietet die beste anatomische Orientierung und erlaubt einen Seitenvergleich. Sagittale T1-gewichtete Schichten der kranken Hüfte sind eine notwendige Ergänzung der Untersuchung und dokumentieren die Ausdehnung der Nekrose in einer zweiten Ebene. Parasagittale Schichten (entsprechend dem Antetorsionswinkel) erlauben eine anschnittsfreie Abbildung auch der Femurmetaphyse und der Pars intertrochanterica, sind jedoch in der Regel nicht notwendig. Schichtdicke: 3-5 mm.

Gradientenechosequenzen (2D-FLASH, GRASS, FFE) können vor allem in sagittaler Schichtebene eingesetzt werden (TR 100-300 ms, je nach erforderlicher Schichtzahl, TE 9-12 ms, Flipwinkel 30-40°) (s. Abb. 3.29).

Nach unserer Erfahrung reicht die Körperspule aus, um in den meisten Fällen Bilder mit gutem Signal-Rausch-Verhältnis zu erzielen. Der Aufwand eines Spulenumbaus und der Einsatz einer hochauflösenden Oberflächenspule sind selten gerechtfertigt.

Morphologie, Signalverhalten

Bei der *Primärdiagnostik* der Femurkopfnekrose sind sehr unterschiedliche Bilder zu gewinnen, je nachdem ob es sich um klinisch symptomlose Zufallsbefunde oder um fortgeschrittenere Stadien handelt, bei denen die Schmerzsymptomatik zur Abklärung führte.

Bei den Patienten *mit Schmerzen* ist im Femurkopf am häufigsten ein „buntes" Bild von signalreichen (Fett!) und signallosen (Knochenreste, Neubildung) Arealen sowie Bezirken mittlerer Signalintensität (reaktives Bindegewebe!?) zu beobachten (T1-gewichtetes SE-Bild) (Abb. 3.27). Die reaktiv-bindegewebigen Anteile zeigen häufig im T2-gewichteten Bild teils irreguläre, teils bandförmige Signalerhöhungen. Peripher wird der Bezirk in der Regel (ca. 90%) von einer signallosen Zone abgegrenzt (Abb. 3.28). Die von verschiedenen Autoren beschriebenen MR-typischen „Schichtungen" und „Doppellinien" sind zweifellos zur Abbildung zu bringen, nach eigenen Erfahrungen aber häufig nur andeutungsweise nachzuvollziehen. Idealerweise kommt es *(im T2-gewichteten Bild)* zu einer Dreischichtung (Grimm et al. 1989): Innen findet sich die fettäquivalente Zone, dann ein signalreiches Band (ödematöses Bindegewebe) und peripher außen die signallose sklerotische Reaktionszone (Abb. 3.29). Im amerikanischen Schrifttum (Mitchell et al. 1987) wird von einer „Doppellinie" gesprochen, die die beiden äußeren Bezirke zusammenfaßt.

Cave! Liegt im T2-gewichteten Bild außen, d. h. zwischen Fettmark und Sklerose, ein signalreicher Saum vor, muß an einen Chemical-shift-Artefakt gedacht werden (vgl. 1.7.1).

Als Spätstadien sind subchondral gelegene, relativ homogene, signallose Areale im T1-gewichteten Bild aufzufassen. Die Größe dieser Bezirke ist variabel. Im T2-gewichteten Bild bleibt der Bezirk signalarm, oder es bildet sich zusätzlich subchondral eine signalreiche Linie aus, die einer subchondralen Fraktur entspricht (im amerikanischen Schrifttum: „crescent sign").

Handelt es sich um *asymptomatische* Patienten, so ergibt sich teilweise das Bild einer stark signalreichen (verseifte Fettsäuren!?) Epi- und Metaphyse, die von schrägen, ovalären, bizarren und teilweise konfluierenden, signallosen Linien („Landkarte") durchzogen sind (Abb. 3.30 und 3.31). Im T2-gewichteten Bild können peripher sog. „Doppellinien" (s. oben) nachweisbar sein.

Bei diesen frühen Formen liegt der nekrotische Prozeß anfänglich nicht unmittelbar subchondral, sondern in den mehr zentralen Abschnitten und gewinnt den Anschluß an die subchondrale Lamelle erst mit zunehmendem Verlauf (Abb. 3.31).

Einzelbeobachtungen in der Literatur (Mitchell et al. 1987; Coleman et al. 1988; Turner et al. 1989) können bestätigt werden, daß eine FKN im *Frühstadium* mit einem diffusen Marködem (Signalminderung im T1- und Signalsteigerung im T2-gewichteten SE-Bild) einhergehen kann (Abb. 3.32). Die Femurmetaphyse bis zur Diaphyse ist mitbetroffen. Das Bild gleicht dann dem einer transitorischen Osteoporose mit „zusätzlicher" FKN. Wir schließen uns der Meinung von Higer (persönliche Mitteilung) an, daß es sich um eine flüchtige, dystrophe Reaktion als *Folge* der FKN handelt. Turner et al. (1989) dagegen vermuten, daß die FKN aus einer transitorischen Osteoporose hervorgehen kann.

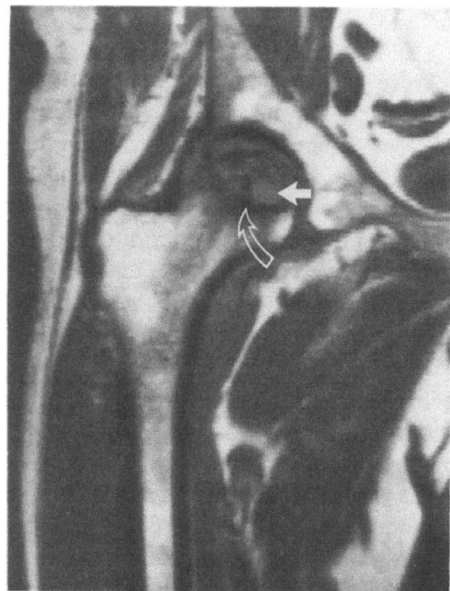

Abb. 3.27 a-c. Femurkopfnekrose. 52 J., m.
a MRT: „Buntes" Bild aus Sklerosen *(gebogener Pfeil)* subchondral und peripher sowie Zonen mittlerer *(gerader Pfeil)* und etwas höherer (Lipidreste!) Signalintensität. Diese Zonen zeigen keine „Schichtung" (SE, TR 500 ms, TE 30 ms). **b** Präparateradiographie dieses Hüftkopfes (Scheibendicke 1 cm): Der (soweit möglich) korrespondierende Schnitt demonstriert die subchondrale Fraktur („crescent sign") *(gerader Pfeil)*, die knöchernen Umbauvorgänge (Resorptionszonen) *(gebogener Pfeil)* und die Knochensklerose. **c** Histologisches Schnittpräparat (HE-Färbung): Sklerotische Verdichtungen *(dicke Pfeile)* sind peripher sowie subchondral korrespondierend zu den Bildern **a** und **b** zu erkennen. Die homogenen grauen Areale *(gebogene Pfeile),* teilweise noch innerhalb einer reduzierten Spongiosastruktur entsprechen Bindegewebe. Die Knorpeldecke ist noch erhalten (artifizielle Einrisse). (Bild: Dr. J. Schmidt, Köln)

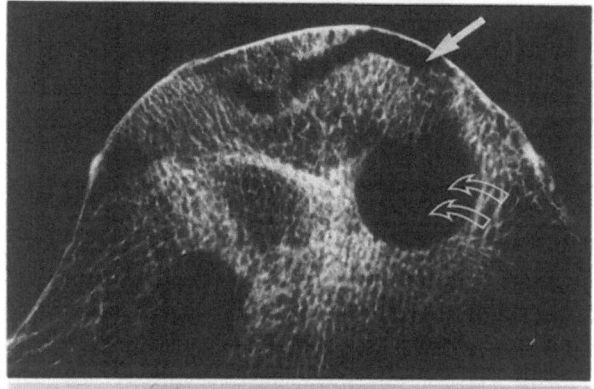

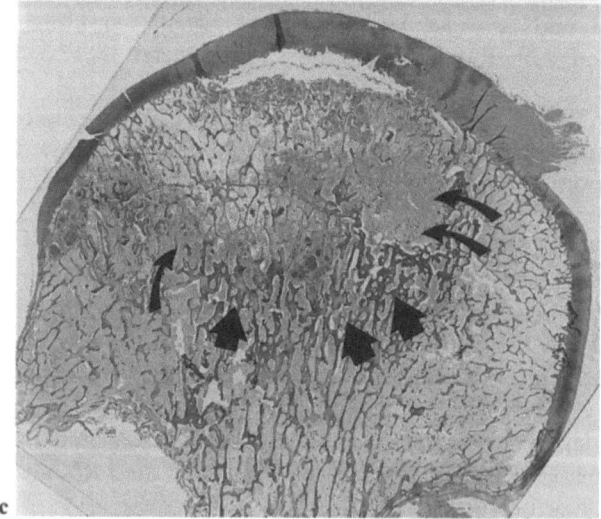

Ischämische Knochen- und Knochenmarkveränderungen

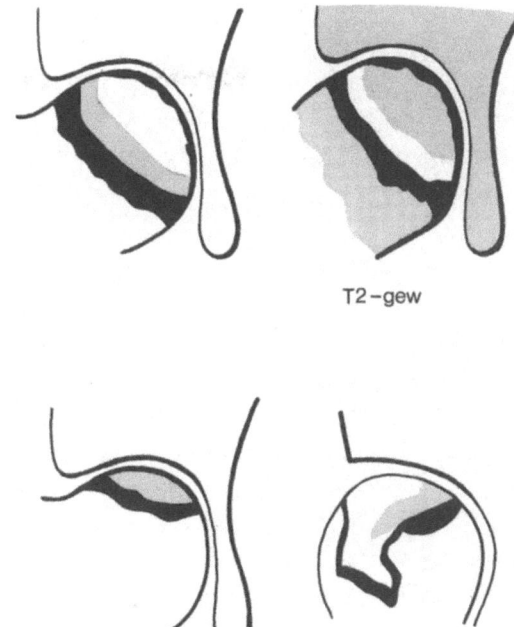

Abb. 3.28. Verschiedene Formen der FKN bei Patienten mit Schmerzen (koronare bzw. sagittale Schichtebene). *Oben links:* Sogenannte „Dreischichtung". *Hell:* signalreich (T1-gewichtetes Bild). *Oben rechts:* Im T2-gewichteten Bild ist die mittlere Zone häufig signalreicher, da das Regenerationsgewebe ödematöse Bestandteile enthalten kann. *Unten links:* Lipidhaltige Strukturen *(helles Signal)* sind im fortgeschrittenen nen. Außen findet sich die kräftige Sklerosezone (T1-gewichtetes Bild). *Unten rechts:* Die sagittale Aufnahme zeigt häufig besser die Ausdehnung. In diesem T1-gewichteten Bild sind 3 Bestandteile *(hell:* Fett, *grau:* Bindegewebe, *schwarz:* Sklerose) abzugrenzen

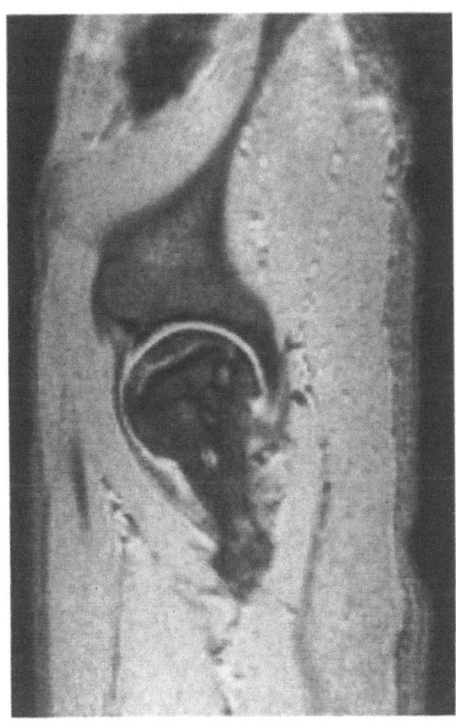

Abb. 3.29. Femurkopfnekrose. 24 J., m. Klassische „Dreischichtung": Fettäquivalentes subchondrales Nekroseareal, signalreiche, saumartige Linie, periphere Abgrenzung durch eine signallose Sklerosezone (Gradientenechosequenz FLASH 2D, TR 400 ms, TE 10 ms, Flipwinkel 30°; sagittale Schichtebene, Schichtdicke 3 mm)

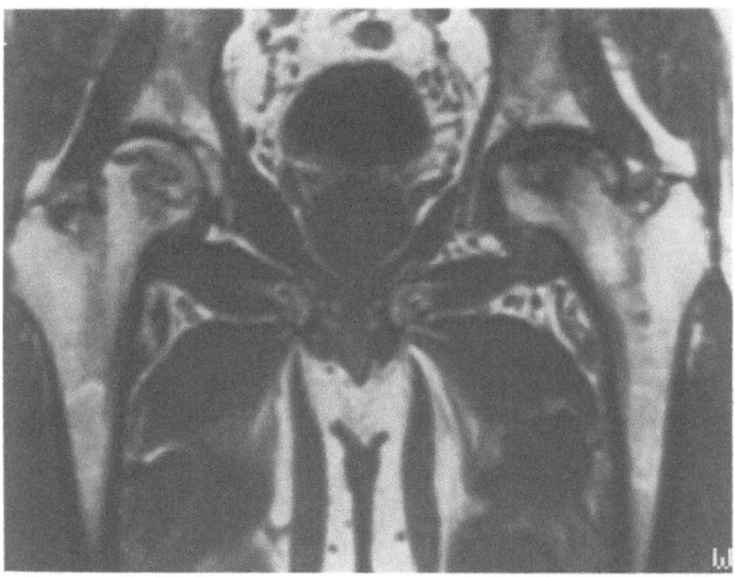

Abb. 3.30. Femurkopfnekrose beidseits. 42 J., m. *Links* fortgeschrittenes Stadium mit Abflachung des Hüftkopfs, subchondraler Sklerose und Arealen mittlerer Signalintensität. Peripherer, teilweise unterbrochener sklerotischer Randsaum. *Rechts* frühes Stadium (keine Schmerzen!): Gerundeter Hüftkopf. Relativ hohes Signal (hoher Lipidanteil!) subchondral. Scharfe Demarkierung durch eine Sklerosezone (vgl. Abb. 3.31). (SE, TR 500 ms, TE 22 ms. SD: 3 mm)

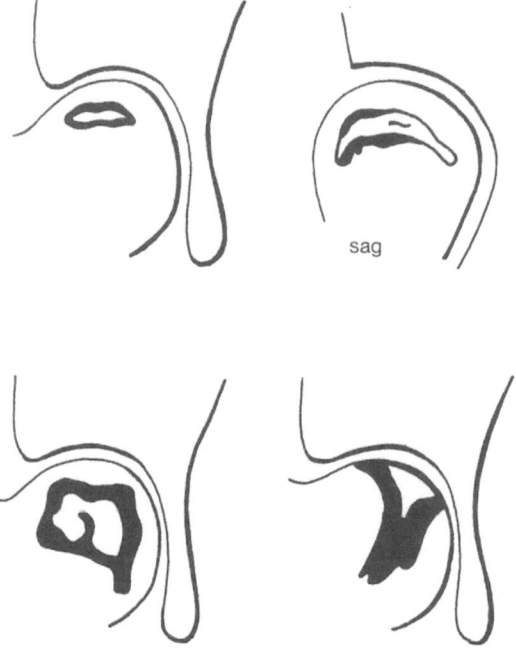

Abb. 3.31. Schema verschiedener Formen der FKN bei Patienten ohne Schmerzen (koronare bzw. sagittale Schichtebene). T1-gewichtetes Bild. *Hell:* fettäquivalentes Signal. *Oben links:* Der nekrotische, sklerotisch demarkierte Prozeß liegt nicht subchondral. *Oben rechts:* Korrespondierende sagittale Ebene; ebenfalls ohne Anschluß an die subchondrale Lamelle. *Unten links:* Der Sklerosesaum kann sehr kräftig sein und den nekrotischen Binnenraum durchziehen. *Unten rechts:* Spornartige Ausbildung der sklerotisch abgekapselten Nekrosezone

Ischämische Knochen- und Knochenmarkveränderungen 89

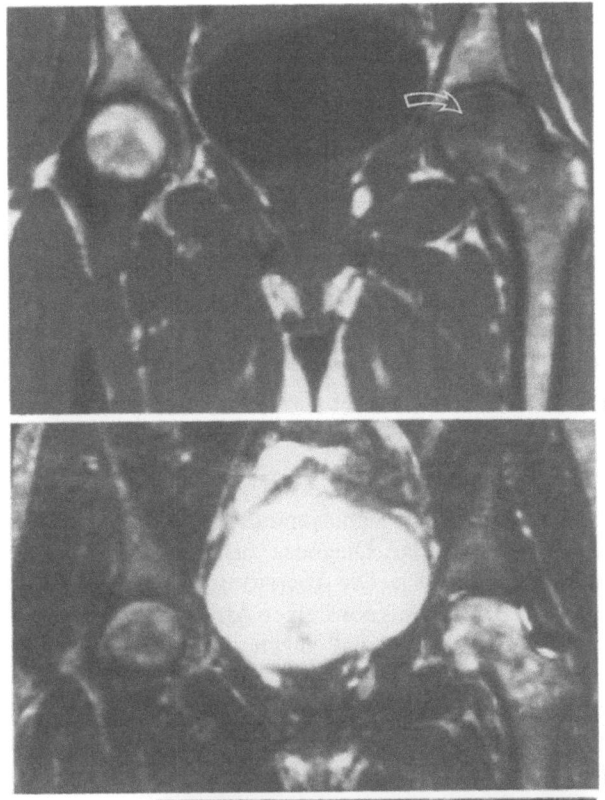

Abb. 3.32 a–c. Femurkopfnekrose. 25 J., w. Joggerin. Kein inneres Trauma **a** Irreguläres, signalloses Areal subchondral *(gebogener Pfeil)*. Zusätzlich ist eine diffuse Signalminderung des gesamten Hüftkopfs über die Pars intertrochanterica hinaus nachzuweisen (SE, TR 500 ms, TE 22 ms). **b** Das T2-gewichtete Bild (TR 2000 ms, TE 90 ms) etwas dorsal der Ebene in **a** demonstriert das ausgeprägte, signalreiche Marködem. Zusätzlich ist ein kleiner Gelenkerguß medial und lateral zu erkennen.
c 4 Monate später ist im sagittalen Bild die ventrale Femurkopfnekrose in klassischer Weise (peripherer, sklerotischer Randsaum) *(Pfeile)* ausgebildet. Das Marködem hat sich schon früher (ca. nach 2 Monaten) zurückgebildet (SE, TR 500 ms, TE 22 ms)

Der anterosuperiore und anteromediale Anteil des Hüftkopfes ist primär betroffen (Abb. 3.32). Im weiteren Verlauf wird der Hüftkopf auch dorsal und lateral zerstört.

Verlaufskontrolle
Mit zunehmendem Alter der FKN verbreitet sich die signallose Sklerosezone als Ausdruck fortschreitender Reparaturvorgänge. Die Zonen hoher und mittlerer Signalintensität (sowohl im T1- als auch T2-gewichteten Bild) nehmen ab. Als Spätstadium ist ein abgeflachter, im kranialen Anteil breit signalloser Femurkopf anzusehen. Von einer langfristigen sekundären Spongiosierung dieser Bezirke und einer Repopularisierung mit Fett- und hämatopoetischen Mark ist in Analogie zum M. Perthes auszugehen, obwohl entsprechende Langzeitbeobachtungen bei der FKN bisher fehlen.

Differentialdiagnose und klinische Wertigkeit

Die beschriebenen Signalveränderungen des Femurkopfs lassen in fast allen Fällen eine eindeutige Diagnose zu. Die Spezifität der MRT erreicht bis zu 98% (Grimm et al. 1989). Die Abgrenzung zu rein degenerativen Veränderungen gelingt sicher. Für die Diagnose einer Arthrosis deformans sprechen das fehlende oder irreguläre Knorpelsignal, subchondrale Zystenbildungen und die Mitbeteiligung des Acetabulums. Bei der transitorischen Osteoporose finden sich diffus Signalminderungen im T1- und Signalsteigerungen im T2-gewichteten Bild ohne Hinweis auf das beschriebene „bunte" Bild oder die Dreischichtung. Dies gilt auch für die Abgrenzung gegenüber Entzündungen oder Metastasen im Femurkopf. Etwas schwieriger kann sich im Einzelfall die Differentialdiagnose zu Hüftkopffrakturen gestalten, sofern die Klinik nicht eindeutig ist. Die Hüftkopffraktur zeigt keine „Frakturlinie", sondern es dominiert die diffuse Signalminderung im T1- und eine irreguläre Signalsteigerung im T2-gewichteten Bild. Ein „buntes" Bild wie bei FKN ist auch bei der – heute seltenen – Knochentuberkulose nachzuweisen. Sind in diesen Fällen die Weichteile nicht ödematös mitbeteiligt und ist der Prozeß auf den Knochen beschränkt, so ergeben sich keine eindeutigen Differenzierungsmöglichkeiten.

Die MRT ist ein zum Nachweis der FKN hochsensitives Verfahren. In den Frühstadien ist sie der Röntgenübersichtsaufnahme und der Knochenszintigraphie eindeutig überlegen und übertrifft auch die Möglichkeiten der CT. Falsch-negative MR-Befunde bei der FKN sind als selten anzusehen (Grimm et al. 1989; Herzog et al. 1988).

Die mulitplanare Schnittführung der MRT erlaubt wie keine andere bildgebende Methode die exakte Beurteilung der Ausdehnung der Nekrose. Dies hat für die Wahl des operativen Verfahrens (Dekompression, Umstellungsosteotomie und Endoprothese) seine Bedeutung.

3.4.2 Morbus Perthes

G. ADAM, K. BOHNDORF

Der M. Perthes ist die klassische aseptische, ischämische Knochennekrose des Kindesalters.
Pathologisch-anatomisch folgt der M. Perthes dem beschriebenen Verlauf bei Osteonekrosen (s. 3.4). In der pathologischen Literatur wird hervorgehoben, daß die Integrität des Knorpels im klinischen Verlauf des M. Perthes nicht gestört wird. Experimentelle und arthrographische Studien weisen jedoch darauf hin, daß leichte Verdickungen des Knorpels sowie eine Hypertrophie der Synovialis beobachtet werden (Übersicht bei Rush et al. 1988).

Untersuchungstechnik

Die MRT bei Verdacht auf einen M. Perthes erfordert wie alle Untersuchungen im Kindesalter ein spezielles Vorgehen. In Abhängigkeit vom Alter des Patienten und dem Anlaß der Untersuchung (Primärdiagnostik, Kontrolluntersuchung) muß zunächst die optimale Spule gewählt werden. Bei sehr kleinen Kindern eignet sich eine Kopfspule. Sie ermöglicht neben einer guten Fixierung stets auch Aufnahmen der kontralateralen Hüfte. Bei größeren Kindern und Jugendlichen muß ein Kompromiß gefunden werden zwischen dem Ziel einer guten räumlichen Auflösung (dies erfordert eine Oberflächenspule) und der Notwendigkeit einer bilateralen Beurteilung der Hüftköpfe, um einen Mitbefall der kontralateralen Seite frühzeitig zu entdecken. Da der Einsatz beider Spulen in einer Sitzung in der Regel aus Zeitgründen für die Kinder nicht zumutbar ist, ist ein alternierendes Vorgehen im Rahmen der Verlaufskontrolle zu empfehlen.

Bewegungsartefakte spielen im Kindesalter eine erhebliche Rolle und führen in der Regel zu einer Rate von bis zu 20% diagnostisch nicht ausreichend verwertbaren Untersuchungen bei Kindern bis etwa 5-7 Jahren. Eltern oder eine andere Vertrauensperson sollten anwesend sein. Sehr kleine Kinder erhalten 3 h vor Beginn der Messung ein Sedativum (z. B. Truxal-Saft oder Suppositorien 2 mg/kg KG). Zur Kontrolle der vitalen Funktionen sollte ein EKG und ein Atemmonitoring erfolgen. Die Indikation zu einer Vollnarkose ist streng zu stellen.

Zur Diagnostik des M. Perthes werden T1- und T2-gewichtete Spinechosequenzen verwandt (TR 500-600 ms, TE 15-22 ms und TR 1800-2500 ms, TE 90 ms). Schichtdicke: 3 mm. Die Untersuchung erfolgt grundsätzlich in koronarer Schnittführung und sollte, wenn möglich, noch auf die sagittalen Ebene auf der betroffenen Seite ausgeweitet werden. Bei sog. Luxations-Perthes empfiehlt sich zur Beurteilung der Kopfzentrierung zusätzlich das Anfertigen einer parasagittalen Schicht entsprechend dem Antetorsionswinkel.

Morphologie und Signalverhalten

Veränderungen der Epi- und Metaphyse
In den frühen Formen - das Röntgenbild ist hier normal oder nur gering verändert - dominiert die Irregularität der Epiphysenkontur. Das Signal in der übrigen Epiphyse ist im T1-gewichteten Bild nur gering gemindert. Mit Fortschreiten der Erkrankung kann die Signalminderung sowohl die ganze oder auch nur Teile der Epiphyse miteinbeziehen. In letzteren Fällen wechseln irreguläre, signallose

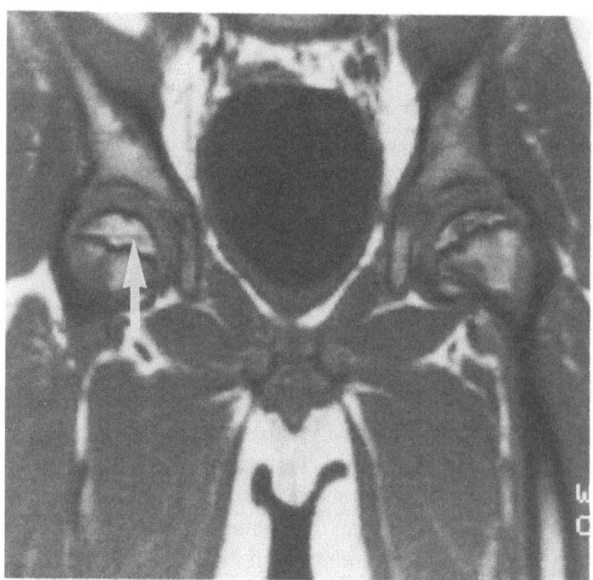

Abb. 3.33. Morbus Perthes. 7 J., m. Fortgeschrittenes Stadium des Morbus Perthes *links*. Irreguläre, signallose Zonen wechseln mit Arealen normalen Signals ab. Die Epiphyse ist deutlich abgeflacht. *Rechts* findet sich oberhalb der Epiphysenfuge eine bandförmige, signalarme Zone *(Pfeil)*. Diese bildet sich im T2-gewichteten Bild signalreich ab (nicht abgebildet). Der Junge hatte zu diesem Zeitpunkt nur rechts Schmerzen. Der Befund verschwand ohne Residuen (transientes Marködem?!) (SE, TR 500 ms, TE 15 ms)

Zonen mit Arealen normalen Knochenmarksignals ab (Abb. 3.33). Eine Fragmentierung der Femurepiphyse kann erkannt werden. Eine Signalsteigerung im Sinne eines Marködems ist im T2-gewichteten Bild auch im Rahmen der Primärdiagnostik selten. Im weiteren Erkrankungsverlauf wird es nicht beobachtet. Die betroffene Epiphyse ist im Vergleich zur gesunden Seite in allen Fällen kleiner, die Druckaufnahmezone der Epiphyse ist abgeflacht (Abb. 3.33). Die überlagerungsfreie Darstellung der MRT erlaubt ebenfalls den sicheren Nachweis einer metaphysären Mitbeteiligung (Abb. 3.34).

Der weitere Verlauf der MR-Veränderungen ist sehr variabel. Die Abflachung und Sklerosierung der Epiphyse kann bis zur vollständigen Signallosigkeit zunehmen (Abb. 3.34), eine praktisch stationäre MR-Morphologie über Monate und Jahre ist ebenfalls nicht ungewöhnlich. Ob ein Wiederaufbau der Epiphyse vorliegt, muß anhand der Zunahme des Knochenmarksignals und der Form der Epiphyse entschieden werden.

Als Folgezustand sind sowohl normal konfigurierte Femurköpfe als auch eine Coxa plana mit Verkürzung und Aufweitung des Femurhalses möglich; das Knochenmarksignal ist jedoch regelrecht (Abb. 3.35).

Kartilaginäre und synoviale Veränderungen
Eine Verdickung des Gelenkknorpels kann sowohl femoral als auch acetabulär beobachtet werden. Dies betrifft insbesondere den medialen Gelenkspalt (Rush et al. 1988). T2-gewichtete Aufnahmen demonstrieren einen häufigen, begleitenden Gelenkerguß.

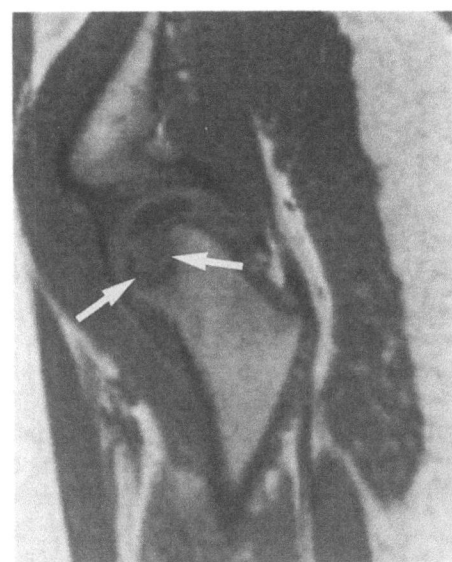

Abb. 3.34. Morbus Perthes. 8 J., w. Das sagittale Bild demonstriert die vollständig sklerotische Epiphyse sowie den ventralen metaphysären Mitbefall *(Pfeile)*. (SE, TR 500 ms, TE 15 ms)

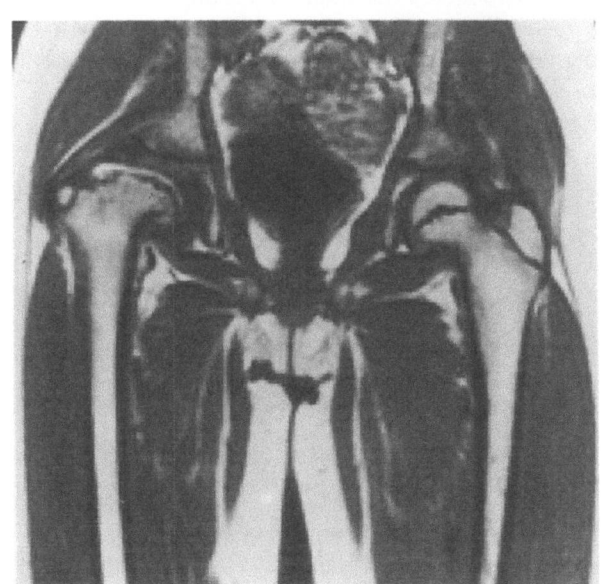

Abb. 3.35. Morbus Perthes (Folgezustand). 9 J., w. Coxa plana mit abgeflachter Epiphyse und einem verkürzten, aufgeweiteten Schenkelhals. Das Knochenmarksignal ist auch in der Epiphyse wieder normal. (SE, TR 500 ms, TE 22 ms)

Differentialdiagnose und klinische Wertigkeit

Hüftschmerz, Schonhinken und Bewegungseinschränkung sind unspezifische klinische Zeichen des M. Perthes. Differentialdiagnostisch ist klinisch an die Coxitis fugax zu denken. MR-tomographisch ist letztere durch einen geringen Gelenkerguß bei normalem Knochenmarksignal der Epiphyse gekennzeichnet. Die septische Coxitis ist MR-tomographisch eindeutig zu erkennen. Neben dem Gelenkerguß findet sich in diesen Fällen eine diffuse Signalminderung im T1- und Signalsteigerung im T2-gewichteten Bild. Die Metaphyse ist in der Regel mitbeteiligt. Sichelzellanämie und Leukämie (Befall immer beidseits!) zeigen eine homogene Signalminderung der Metaphyse (T1- und T2-gewichtetes Bild), und nur ein Teil der Fälle eine Mitbeteiligung der Epiphyse. Die Form der Epiphyse bleibt normal.

Eine entscheidende Hilfestellung kann die MRT in der Differenzierung zwischen M. Perthes und einer lokalen Ossifikationsstörung geben. Die MRT weist bei der Ossifikationsstörung einen umschriebenen knöchernen Defekt im subchondralen Markraum nach, der durch eine lokale Knorpelverdickung ausgefüllt wird. Die übrigen Anteile der Epiphyse zeigen ein normales Knochenmarksignal.

Schwierig kann die Abgrenzung zu einem transienten Marködem der Epiphyse sein, wie es vereinzelt beschrieben wurde (Pay et al. 1989). Die Femurepiphyse ist in diesen Fällen von normaler Größe und Kontur.

Die MRT bietet in der Diagnostik des M. Perthes Vorteile gegenüber anderen bildgebenden Verfahren: Frühformen können bei der hohen Sensitivität des Verfahrens erfaßt werden. Wie bei allen Knochennekrosen ist der Verlust des typischen Fettmarksignals wegweisend. Die MRT erlaubt die wichtige Differentialdiagnose zur lokalen Ossifikationsstörung, zur Coxitis fugax und septischen Koxitis.

Allerdings muß beachtet werden, daß die MR-Untersuchung bei kleinen Kindern (bis 3-4 Jahren) in der Regel eine Sedierung erforderlich macht und die Indikation in diesem Alter streng zu stellen ist.

3.4.3 Osteochondrosis dissecans (OCD)

G. ADAM, K. BOHNDORF

Die Pathogenese der *juvenilen* Osteochondrosis dissecans (OCD) ist noch nicht abschließend geklärt. Eine *traumatische* Ursache der OCD wird von einem Großteil der Autoren als wahrscheinlich angesehen (vgl. Resnick et al. 1988). Daneben werden eine Zirkulationsstörung und konstitutionelle Faktoren diskutiert (Delling 1984). Von der juvenilen Form ist die OCD des *älteren* Menschen am Kniegelenk (M. Ahlbäck) abzugrenzen. Es handelt sich um eine idiopathische Osteonekrose.

Die juvenile OCD tritt in typischer Weise vor allem am distalen Femur (ca. 60%), häufig auch an der Talusrolle (20%) und im Ellbogengelenk (10%) auf. Andere Lokalisationen werden gelegentlich beobachtet.

Der Verlauf der juvenilen OCD ist uneinheitlich.
- Es kann sich aus der avitalen Zone ein freier Gelenkkörper (Dissekat, „Maus") entwickeln. Dieser verbleibt im „Mausbett" oder löst sich.
- Verbleibt das Dissekat im Mausbett, ist ein fibröses, pseudarthrosenartiges Gewebe oder Flüssigkeit zwischen Maus und Dissekathöhle nachzuweisen (Hipp u. Aigner 1987).
- Bleibt der avitale Herd ortsständig, erfolgt ein Ab- und Umbau des Nekroseherdes.

Untersuchungstechnik

Zum Nachweis einer OCD genügen T1- und T2-gewichtete Spinechosequenzen, wobei in koronarer und sagittaler Schnittführung untersucht wird (TR 500-600 ms, TE 15-22 ms und 2000-2500 ms, TE 15/90 ms). Schichtlücken von 3 mm sind nicht zu überschreiten. Die Untersuchung sollte stets mit einer Oberflächenspule durchgeführt werden. Eine Beurteilung des Dissekats und der Knorpelflächen in gekrümmten Flächen (z. B. Fossa intercondylaria) ist bei einer Schichtdicke von 3 mm nur unzureichend möglich. Gradientenechosequenzen (z. B. FISP 3D, TR 30 ms, TE 10-13 ms, Flipwinkel 40°, Schichtdicke 1-1,5 mm) bieten hier eine Verbesserung.

Morphologie und Signalverhalten

Im frühen Stadium der OCD ist im T1-gewichteten Bild eine kleine, regulär oder irregulär begrenzte, signalarme bis -lose Zone festzustellen (Abb. 3.36). Auffällig ist vor allem der Konturdefekt in der Knochen-Knorpel-Übergangszone (Abb. 3.36). Die Abgrenzung zum Knorpel gelingt schlecht. Im T2-gewichteten Bild kommt ein teilweise irreguläres, signalloses Areal sowie eine ödematöse Randzone zur Abbildung (Abb. 3.36). Radiologisch ist in diesem Stadium eine subchondrale Aufhellung, teilweise mit einer zusätzlichen feinen Sklerosierung zu erkennen.

Im weiteren Verlauf der Erkrankung erfährt die Läsion eine sklerotische, signallose Abgrenzung zum Markraum. Nach innen zur Nekrosezone demarkiert sich ein reaktives Bindegewebe von mittlerer Signalintensität (T1-gewichtetes Bild) (Abb. 3.37). Die Nekrosezone ist in der Regel irregulär signalarm bis signallos (T1- und T2-gewichtetes Bild) (Abb. 3.37). Im T2-gewichteten Bild ist diese Schichtung weniger gut zu erkennen (Abb. 3.37).

Ein nach innen gerichteter reaktiver Bezirk unter der Sklerosezone und damit eine gewisse Schichtung ist nicht regelmäßig zu erkennen. Häufig geht der äußere Skleroserand auch in die Nekrosezone direkt über. Die Nekrosezone ist dann insgesamt im T2-gewichteten Bild signalreicher und inhomogener. Im T1-gewichteten Bild liegt im Nekrosebezirk ein intermediäres Signal vor.

Cave! Im T2-gewichteten Bild ist eine signalreiche, harmonische Grenzlinie zwischen Skleroserand und Fettmark als Chemical-shift-Artefakt anzusehen (Abb. 3.37). Sie ist durch ihre Lage außerhalb der Sklerosezone von der ebenfalls signalreichen, reaktiven Bindegewebszone (nach innen zum Gelenk hin gerichtet) abzugrenzen. Ein solcher Chemical-shift-Artefakt zeigt aber, daß auch in der Sklerosezone noch Wasserprotonen vorhanden sind.

Eine Auftreibung des Knorpels, Konturunregelmäßigkeiten und Konturstufen lassen sich mittels MRT beurteilen. Voraussetzung sind jedoch sehr dünne Schichten. Im frühen Stadium der OCD ist der Knorpel noch intakt.

Liegt ein freier Gelenkkörper noch im Mausbett, so sollte MR-tomographisch dann ein freier Gelenkkörper diagnostiziert werden, wenn ein schmaler Saum von intermediärem (T1-gewichtetes SE-Bild) oder hohem Signal (T2-gewichtetes SE-Bild) (Abb. 3.38) um das Dissekat nachzuweisen ist (König et al. 1988). Gradientenechosequenzen stellen diesen Saum ebenfalls signalreich dar. Es ist aber zu beachten, daß aufgrund des nichtlinearen Signalverlaufs bei diesen Meßsequenzen Flüssigkeit von reparativem Bindegewebe oder ödematösem Knorpel nicht getrennt werden kann.

Das Dissekat ist signalarm bis signallos im T1- und T2-gewichteten Bild, da die Sklerose im Vordergrund steht. Im T2-gewichteten Bild kommt es jedoch regelmäßig zu irregulären Signalsteigerungen (Nekrose, reparative Vorgänge).

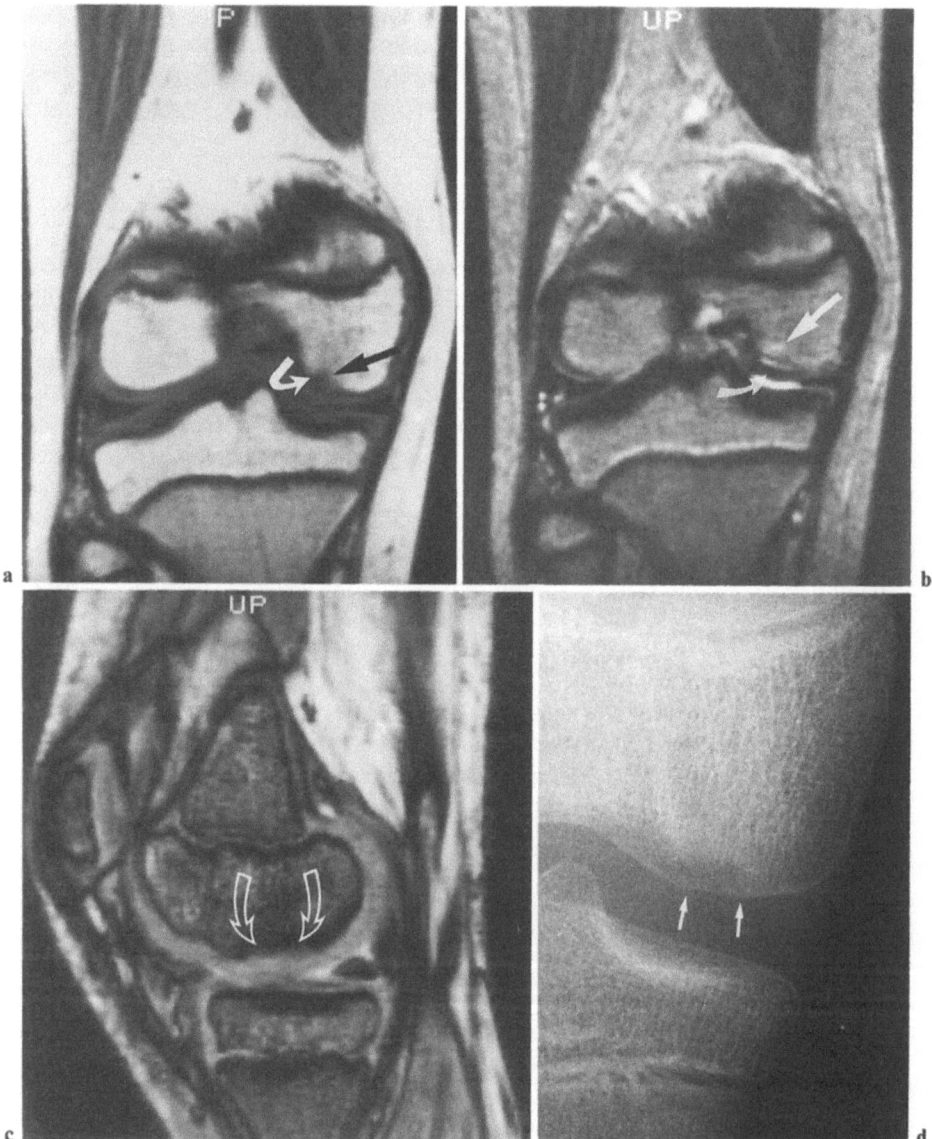

Abb. 3.36 a–d. Osteochondrosis dissecans (OCD), frühes Stadium. 10 J., w. **a** Im T1-gewichteten Bild (SE, TR 500 ms, TE 15 ms) ist die OCD nur als geringe Konturunregelmäßigkeit des medialen Femurkondylus zu erkennen *(Pfeile)*. Das Knochenmarksignal peripher dieses Bezirks ist etwas gemindert (SE, TR 600 ms, TE 15 ms). **b** Das T2-gewichtete Bild (SE, TR 2200 ms, TE 90 ms) zeigt eine signallose Verdichtungszone *(gebogener Pfeil)*, ein signalreiches peripheres Ödem *(gerader Pfeil)* und einen kleinen Gelenkerguß unterhalb der OCD (SE, TR 2000 ms, TE 90 ms). **c** Die sagittale Ebene in dünner Schicht (SD: 1,6 mm) demonstriert den subchondralen Konturdefekt, umgeben von einem signallosen Randsaum *(gebogene Pfeile)*. Die Trennung zwischen Nekrose und Knorpel gelingt hier mit der Gradientenechosequenz nicht (FLASH 3D, TR 30 ms, TE 12 ms, 40°). **d** Irreguläre Aufhellungszone im Röntgenbild. Die subchondrale Lamelle ist teilweise unterbrochen *(Pfeile)*

Ischämische Knochen- und Knochenmarkveränderungen 97

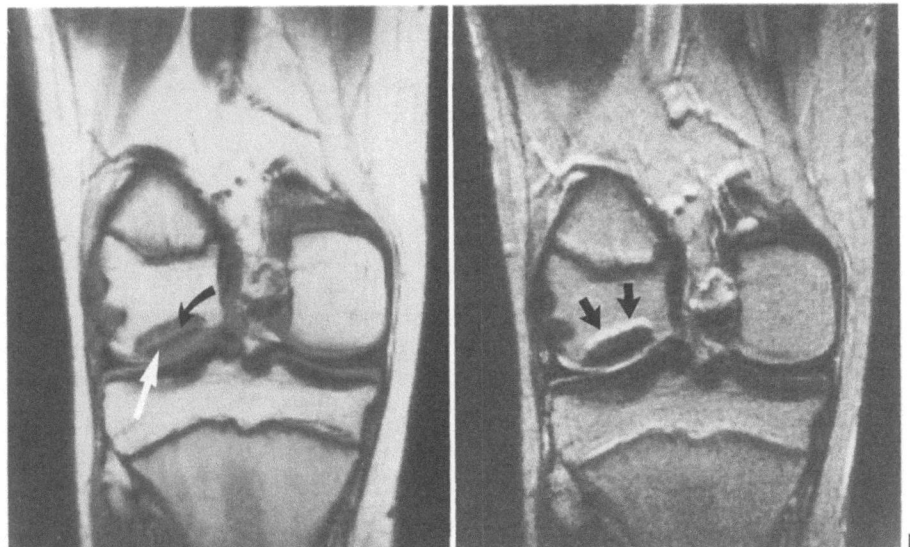

Abb. 3.37 a, b. Osteochondrosis dissecans. 16 J., m. **a** Im T1-gewichteten Bild (SE, TR 500 ms, TE 22 ms) ist eine Dreischichtung zu erkennen. Die Nekrosezone *(weißer Pfeil)* ist signallos. Es folgt ein bandförmiges Areal mittlerer Signalintensität *(schwarzer Pfeil)*. Zum Fettmark ist der Bezirk durch einen signalarmen Rand abgegrenzt. **b** Das T2-gewichtete Bild (SE, TR 2000 ms, TE 90 ms) läßt diese Dreischichtung nur noch angedeutet erkennen. Insbesondere ist an der Grenze zum Fettmark jetzt ein sehr signalreicher Chemical-shift-Artefakt *(Pfeile)* nachzuweisen. Es handelt sich nicht um einen „Ödemsaum"

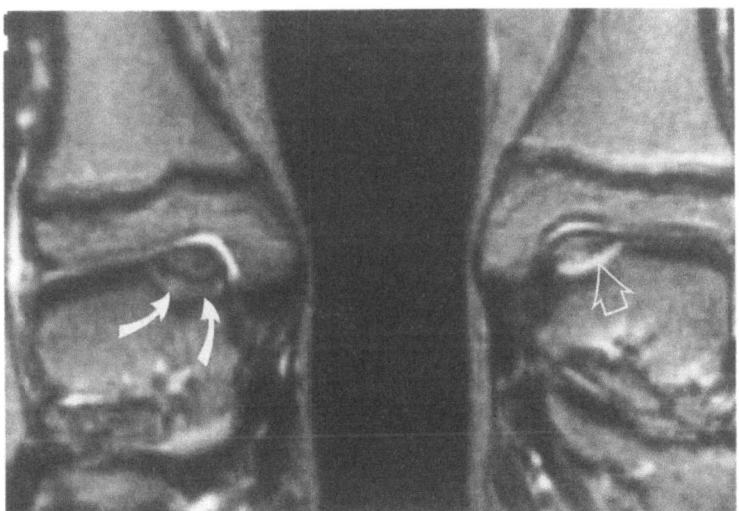

Abb. 3.38. Osteochondrosis dissecans beidseits im Talus. 15 J., m. Das T2-gewichtete Bild (SE, TE 2000 ms, TE 90 ms) zeigt *rechts,* daß zwischen Dissekat und Sklerose Gewebe mittlerer Signalintensität vorliegt *(gebogene Pfeile)*. Pseudarthrosenartiges, fibröses Gewebe ist wahrscheinlich. *Links* ist der Saum dagegen signalreich *(offener Pfeil)*, Flüssigkeit entsprechend. Damit MRT-Diagnose eines *gelockerten* Dissekats. Beidseits ist Gelenkflüssigkeit oberhalb des Dissekats erkennbar

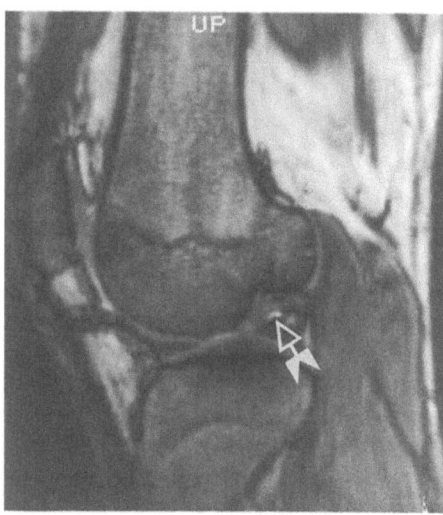

Abb. 3.39. Osteochondrosis dissecans, 1 Jahr nach operativer Entfernung eines Dissekats. 21 J., m. Der Knochendefekt ist von Regeneratknorpel ausgefüllt. Die Knorpelfläche ist irregulär konturiert. Die kleine signalreiche Zone *(Pfeil)* entspricht Gelenkflüssigkeit. (FISP 3D, 1,6 mm, TR 30 ms, TE 10 ms, Flipwinkel 40°)

Ist das Dissekat aus dem Mausbett herausgelöst, ist Gelenkflüssigkeit (hell im T2-gewichteten Bild) im Mausbett zu erkennen. Nach operativer Entfernung des Dissekats kann eine Knorpeldecke (zungenförmig in das Mausbett hereinragender, verbliebener Knorpel und/oder Regeneratknorpel) das Mausbett ausfüllen (Abb. 3.39).

Bei *Zustand nach Refixation* weist das Dissekat auch bei Reintegration ein irreguläres Muster signalloser und intermediärer Areale (T1-gewichtetes Bild) auf. Im T2-gewichteten Bild sind signalreiche Bezirke auch noch nach über 12 Monaten trotz eines guten klinischen Verlaufs sichtbar.

Nach Knochen- und Knorpel*transplantation* sind im frühen postoperativen Stadium marginale Ödemzonen zu erkennen (bis etwa 12 Monate). Im weiteren Verlauf ist ein Granulationsstadium (bis zu 3 Jahre) mit fleckigen Zonen mittlerer und niedriger Signalintensität nachzuweisen (Protonen- und T2-gewichtetes Bild). Als Endzustand ist das weitgehend signallose Fibrosestadium anzusehen (ab 2 Jahre postoperativ) (König et al. 1988).

Differentialdiagnose und klinische Wertigkeit

Die Abgrenzung zwischen der OCD und genuinen subchondralen Frakturen gelingt nach den bisherigen Erfahrungen MR-tomographisch nicht. Obwohl größere vergleichende Studien fehlen, belegen die bisherigen Erfahrungen, daß die MRT bei der Primärdiagnostik ein hochsensitives und spezifisches Verfahren darstellt. Eine zunehmende Bedeutung der MRT bei der OCD ist zu erwarten, wenn es sich bestätigt, daß eine Beurteilung der mechanischen Stabilität des Dissekats („gebunden", „gelöst") möglich ist (Mesgarzadeh et al. 1987). Dies würde eine strenge Indikationsstellung zur arthroskopischen Primärbeurteilung und Verlaufskontrolle erlauben. Dies gilt insbesondere, da die MRT eine intakte Knorpelfläche verifizieren kann.

Die MRT kann zudem zur Verlaufskontrolle von refixierten Dissekaten und Knochen-Knorpel-Transplantaten eingesetzt werden (König et al. 1988).

3.4.4 Knocheninfarkt (Röhrenknochen)

Eine Osteonekrose tritt häufiger in Regionen auf, in denen das Fettmark das hämatopoetische Mark weitgehend verdrängt hat. Neben gelenknahen Knochenabschnitten (s. 3.4.1, 3.4.2) ist die meta-/diaphysäre Übergangszone der Röhrenknochen eine typische Lokalisation für eine Osteonekrose. Der Ablauf der pathologisch-anatomischen Veränderungen ist bei allen Osteonekrosen im wesentlichen gleich (vgl. Einleitung zu 3.4).

Frühstadien der Knocheninfarkte werden in der Regel nur bei Infiltrationen des Knochenmarks durch Leukämie, Lymphome, Sichelzellanämie etc. entdeckt. Sie können, müssen aber nicht regelmäßig mit einem Schmerzereignis einhergehen. Bei den *Spätstadien* handelt es sich um Zufallsbefunde, die röntgenologisch, szintigraphisch oder MR-tomographisch entdeckt werden.

Untersuchungstechnik

T1- und T2-gewichtete Spinechosequenzen sind die Methode der Wahl zur Beurteilung von Knocheninfarkten. Die koronare Schichtebene ist bei Röhrenknochen in der Regel zu bevorzugen.

Morphologie und Signalverhalten

Knocheninfarkte im *Frühstadium* demarkieren sich bei Infiltration des Knochenmarks durch andere Erkrankungen oder aufgrund von hämatopoetischem Mark (z. B. Sichelzellanämie) im T1-gewichteten Bild in der Regel nicht. Im T2-gewichteten SE-Bild handelt es sich um irreguläre, signalreiche Areale (Marködem!), die die meta-/diaphysäre Übergangszone durchsetzen (Abb. 3.40). Die Veränderungen sind bei Sichelzellanämie auch in der Epiphyse gesehen worden (Rao et al. 1989).

Als *Sonderform unter Therapie* (Steroide!) sind sehr charakteristische Veränderungen anzusehen: Das T1-gewichtete Bild zeigt geschlängelte, teilweise konfluierende signallose Linien, die sich dem Markraum anpassen, ohne in der Regel die Kortikalis zu erreichen („Landkarte") (Abb. 3.41). Im T2-gewichteten Bild sind zusätzlich zu den signallosen Arealen teils irreguläre, teils den Linien anliegende signalreiche Säume zu erkennen. Die Trennung zwischen diesen reaktiv-ödematösen Saumzonen und Chemical-shift-Artefakten gelingt nicht immer. Die Besonderheit liegt darin, daß nach den bisherigen Erfahrungen die beschriebenen Veränderungen regelmäßig auch die Epiphyse miterfassen, im Gegensatz zu den Knocheninfarkten, die als Zufallsbefunde entdeckt werden. Schmerzen scheinen nur aufzutreten, wenn subchondrale Frakturen als Komplikation hinzutreten. Die Bilder gleichen dann denen einer Femurkopfnekrose oder einer Osteochondrosis dissecans. Bei den Einzelfällen, die wir selbst beobachten konnten, waren diese Veränderungen ca. 12–18 Monate nach Beginn einer Steroidtherapie aufgetreten (Abb. 3.41).

Im *Spätstadium* (Knocheninfarkte als Zufallsbefunde) herrschen signallose punkt- und strichförmige Areale vor, die von Fettgewebe umgeben sind. Es können sich jedoch auch scharf abgegrenzte zystische Residuen (signalreich im T2-gewichteten Bild) ausbilden (Abb. 3.42).

100   MRT von Skelettläsionen

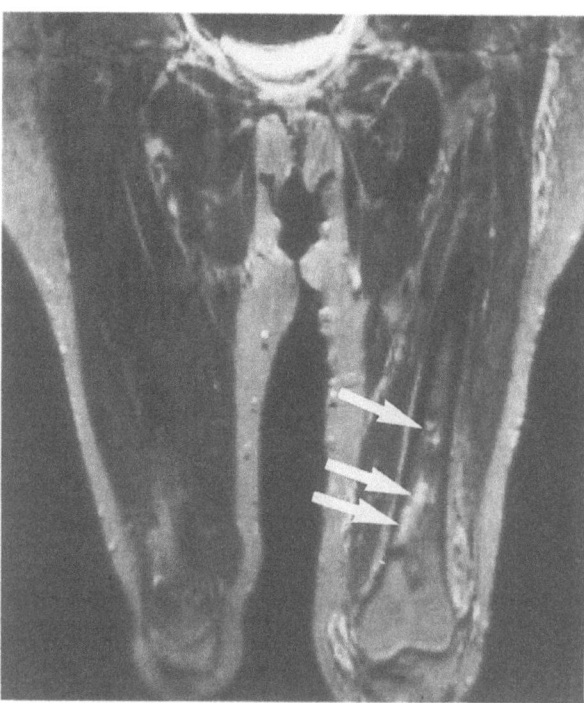

Abb. 3.40. Knocheninfarkt (Frühstadium) im linken Femur. 74jährige Patientin mit Non-Hodgkin-Lymphom unter Chemotherapie. Akute Knochenschmerzen im linken Femur. Irreguläre, signalreiche Areale diaphysär *(Pfeile)*. (SE, TR 2200 ms, TE 90 ms)

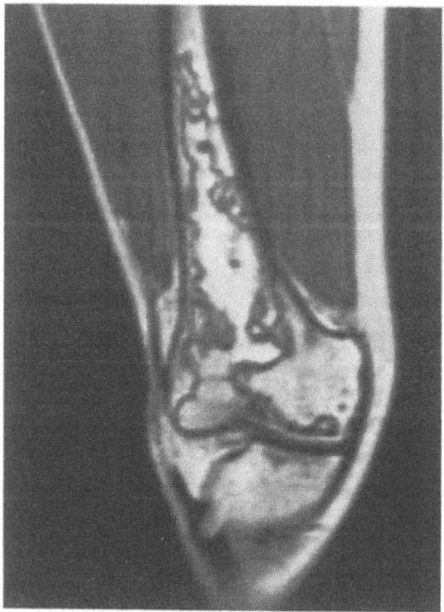

Abb. 3.41. Osteonekrose nach 8monatiger Chemotherapie (u. a. hochdosierte Steroide) einer ALL. Therapieende vor 15 Monaten. Zu diesem Zeitpunkt war die MRT normal, und der Patient ist seitdem in Vollremission. Jetzt nur Schmerzen in der rechten Hüfte. In der MRT des distalen rechten Femurs finden sich geschlängelte, konfluierende, signallose Linien. Der Befund erfaßt auch die Epiphyse (SE, TR 600 ms, TE 15 ms). Gleichartige Befunde waren bei dem Patienten auch beidseits im proximalen Femur und in der proximalen Tibia zu erheben (nicht abgebildet)

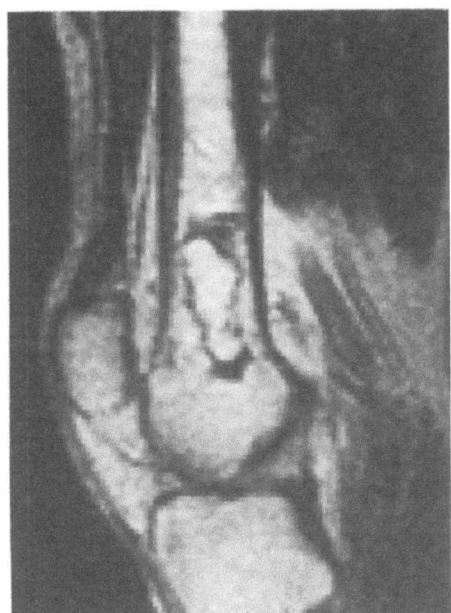

Abb. 3.42. Knocheninfarkt (Spätstadium) im distalen Femur. Zufallsbefund. Keine Beschwerden. 64 J., m. Scharf abgegrenztes, zystisches Residuum intramedullär in der Metaphyse. In dem nur schwach T2-gewichteten Bild (SE, TR 1600 ms, TE 70 ms) ist der Befund nur mäßig zum Fettmark kontrastiert. Zusätzlich sind signallose Sklerosen zu erkennen

Differentialdiagnose und klinische Wertigkeit

Im *Frühstadium* ist die Differentialdiagnose sehr breit, da es sich um ein Marködem handelt. Traumatische Veränderungen, speziell Streßfrakturen, transiente Marködeme (s. 3.7), Ödeme als Begleitphänomen bei Tumoren und Entzündungen (immunsupprimierte Patienten und an Sichelzellanämie Erkrankte!) sind zu bedenken. Insbesondere die Abgrenzung zur Entzündung kann unmöglich sein. Eine Beteiligung der periossären Weichteile (bei der Entzündung häufig!) findet sich beim Knocheninfarkt nicht. Es muß jedoch bei der Sichelzellanämie daran gedacht werden, daß es hier gleichzeitig zur Ischämie der Muskulatur und einer Signalsteigerung kommen kann (Rao et al. 1989).

Im *Spätstadium* müssen Enchondrome und Knochenzysten abgegrenzt werden. Beim Enchondrom ist trotz Verkalkung immer auch ein Weichteilbefund intramedullär obligat. Sind also die Verkalkungen von Fettmark durchsetzt, so ist die Diagnose Knocheninfarkt sicher.

Die nach Monaten ablaufenden MR-Veränderungen unter Therapie mit Steroiden und/oder Chemotherapie sind als pathognomonisch anzusehen.

Literatur

Beltran J, Herman LJ, Burk JM et al. (1988) Femoral head avascular necrosis: MR imaging with clinicopathologic and radionuclide correlation. Radiology 166: 215

Coleman BG, Kressel HY, Dalinka MK et al. (1988) Radiographically negative avascular necrosis: detection with MR imaging. Radiology 168: 525

Delling G (1984) Skelettsystem. In: Remmele W (Hrsg) Pathologie, Bd 3. Springer, Berlin Heidelberg New York Tokyo, S 668-670

Grimm J, Hopf Ch, Higer HP (1989) Die Femurkopfnekrose. Diagnostik und morphologische Analyse mittels Röntgen, Szintigraphie, Computertomographie und Magnetresonanztomographie. Z Orthop 127: 680

Herzog J, Reuland P, Küper K, Feine U (1988) Diagnostik der Hüftkopfnekrose. Ein Vergleich der diagnostischen Leistungsfähigkeit der Kernspintomographie mit der Szintigraphie und dem konventionellen Röntgenbild. Röntgenpraxis 41: 43

Heuck A, Lehner K, Schittich I, Reiser M (1988) Die Wertigkeit der MR für Diagnostik, Differentialdiagnostik und Therapiekontrolle des M. Perthes. RÖFO 148: 189

Hipp EG, Aigner R (1987) Osteochondrosis dissecans. In: Witt AN, Rettig H, Schlegel KF (Hrsg) Orthopädie in Praxis und Klinik, Bd VII/1, 2. neubearb Aufl. Thieme, Stuttgart

König H, Hontzsch D, Skalej M (1988) Die Osteochondrosis dissecans der Femurkondylen im Kernspintomogramm: Primärdiagnostik und postoperative Verlaufskontrolle. Röntgenpraxis 41: 50

Mesgarzadeh M, Sapega AA, Bonahdarpour A et al. (1987) Osteochondritis dissecans: analysis of mechanical stability with radiography, scintigraphy and MR imaging. Radiology 165: 775

Mitchell DG, Rao VM, Dalinka MK et al. (1987) Femoral head avascular necrosis: correlation of MR imaging, radiographic staging, radionuclide imaging, and clinical findings. Radiology 162: 709

Naul LG, Peet GJ, Maupin WB (1989) Avascular necrosis of the vertebral body: MR imaging. Radiology 172: 219

Pay NT, Singer WS, Bartal E (1989) Hip pain in three children accompanied by transient abnormal findings on MR images. Radiology 171: 147

Pieters R, Van Brenk AJ, Veerman AJP et al. (1987) Bone marrow magnetic resonance studies of childhood leukemia. Evaluation of osteonecrosis. Cancer 60: 2994

Rao VM, Mitchell DG, Rifkin MD et al. (1989) Marrow infarction in sickle cell anemia: correlation with marrow type and distribution by MRI. Magn Res Imag 7: 39

Resnick D (1988) Osteochondroses. In: Resnick D, Niwayama G (eds) Diagnosis of bone and joint disorders, vol V, 2nd edn. Saunders, Philadelphia, pp 3289

Resnick D, Goeregen TG, Niwayama G (1988) Physical injury. In: Resnick D, Niwayama G (eds) Diagnosis of bone and joint disorders, vol V, 2nd edn. Saunders, Philadelphia, pp 3195

Rush BH, Bramson RT, Ogden JH (1988) Legg-Calvé-Perthes disease: detection of cartilaginous and synovial changes with MR imaging. Radiology 167: 473

Turner DA, Templeton AC, Selzer PM et al. (1989) Femoral capital osteonecrosis: MR finding of diffuse marrow abnormalities without focal lesions. Radiology 171: 135

3.5 Transiente Marködeme

Das Marködem ist eine unspezifische, uniforme Reaktion des Knochens auf eine Vielzahl bekannter (z. B. Entzündung, Tumoren, Frakturen) und letztlich unbekannter Noxen. Klassischer Vertreter der transienten Marködeme ist die *Reflexdystrophie*. In noch nicht eindeutig geklärter Weise ist sie Folge einer Fraktur oder einer anderen lokalen Irritation. Eine neuroreflektorische, trophische Störung des Knochens und der Weichteile wird vermutet (Übersicht bei Delling 1984; s. auch 3.4). Sie zeigt einen typischen klinischen Verlauf über Monate. Erfahrungen mit der MR-Tomographie des M. Sudeck liegen in nennenswertem Umfang nicht vor, da Klinik, Röntgenbild und Knochenszintigraphie eine eindeutige Zuordnung erlauben.

MR-tomographisch werden jedoch zunehmend flüchtige Marködeme, z. B. im Rahmen der Osteochondronsis dissecans, entdeckt, ohne daß ein klassischer Verlauf der Sudeck-Atrophie vorliegt.

Bei der *transitorischen Osteoporose (TO)* sind Ätiologie und Pathogenese bisher nicht geklärt. Sowohl eine (idiopathische) transitorische Osteonekrose als auch Varianten der Sudeck-Reflexdystrophie werden diskutiert (Übersicht bei Glas et al. 1989). Die transitorische Osteoporose (TO) des Femurkopfes wird hier besonders herausgehoben, da einerseits schon mehr Erfahrungen mit der MRT vorliegen, es sich andererseits um ein klinisch schwierig zu diagnostizierendes, relativ häufig fehlgedeutetes Krankheitsbild handelt.

Das klinische Leitsymptom der TO ist der belastungs- und bewegungsabhängige Schmerz. Nach schleichendem Beginn nehmen die Symptome innerhalb von 1-4 Monaten zu, um sich etwa in einem Zeitraum von 4-6 Monaten wieder zurückzubilden. Zur Diagnose der transitorischen Osteoporose gehört die völlige Rückbildung aller Symptome unter konservativer Therapie. Die klassische Lokalisation ist das *Hüftgelenk,* andere Gelenke können simultan und sekundär betroffen sein (Swezey 1970; Wilson et al. 1988). Männer erkranken häufiger als Frauen, die 2.-4. Lebensdekade ist bevorzugt.

Da klassische Vertreter der transienten Marködeme wie die Reflexdystrophie und die transiente Osteoporose in allen Lehrbüchern traditionell unter die Knochenläsionen subsumiert werden, wurde dieses Gliederungsschema beibehalten. Da es sich *primär* um Markveränderungen handelt, wäre auch die Einordung unter die pathologischen Knochenmarkprozesse (Kap. 4) möglich.

3.5.1 Untersuchungstechnik

T1- und T2-gewichtete Spinechosequenzen in koronarer Schnittführung sind zur Darstellung der transienten Marködeme am besten geeignet. Zur besseren T2-Wichtung sollte die Echozeit mindestens 90 ms, besser 120 ms betragen. Sagittale oder parasagittale Ebenen haben ergänzenden Charakter.

3.5.2 Morphologie und Signalverhalten

Higer et al. (1989) konnten zeigen, daß die MR-Befunde am *Hüftgelenk* dem klinischen, stadienhaften Verlauf der TO weitgehend folgen:

Stadium I („diffuses Stadium") (Abb. 3.43): 1.-3. Monat. Hochgradige Reduktion des Knochenmarksignals im Femurkopf und Schenkelhals (T1-gewichtetes SE-Bild). Diese Signalminderung ist in erster Linie diffus, seltener auch inhomogen-fleckig. Im T2-gewichteten Bild ist die Region inhomogen und signalreicher, seltener auch isointens zur kontralateralen, gesunden Seite. In der Regel ist ein kleiner Gelenkerguß signalreich abzugrenzen.

Stadium II („fokales Stadium") (Abb. 3.44): 3.-7. Monat. Die hypointensen bzw. hyperintensen Herde nehmen an Größe ab. Die Befunde sind weitgehend auf die Belastungszone der Epiphyse beschränkt.

Stadium III („Residualstadium") (Abb. 3.45): 6.-9. Monat. Nachweis punkt- oder strichförmiger Hypointensitäten im T1- und T2-gewichteten Bild. Die Befunde sind vor allem subchondral in der Epiphyse, geringer auch in der Metaphyse zu erheben.

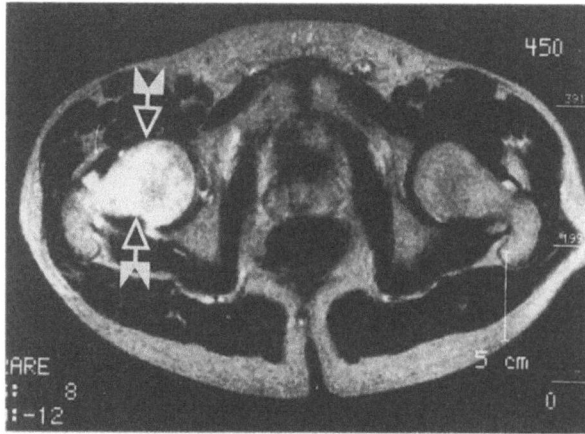

Abb. 3.43. Transitorische Osteoporose (TO) des Femurkopfs rechts. 42 J., m. Diffuses Stadium I der TO. Im T2-gewichteten Bild ist eine relativ homogene Signalsteigerung von Femurkopf und Schenkelhals zu beobachten *(Pfeile)*. (Bild: Dr. H.-P. Higer, Wiesbaden)

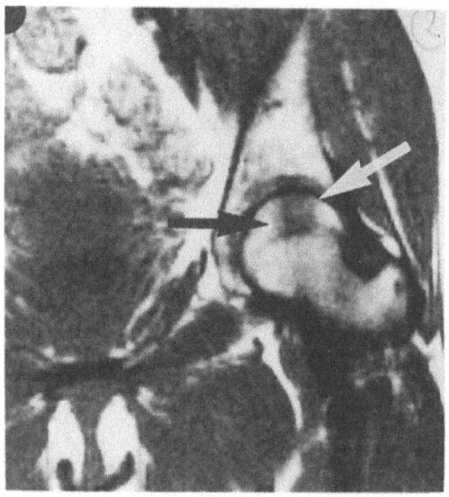

Abb. 3.44. Transitorische Osteoporose des Hüftkopfs. 38 J., w. Fokales Stadium I: Ein hypointenses Areal in der Femurepiphyse bleibt bestehen *(Pfeile)* (T1-gewichtetes SE-Bild). (Bild: Dr. H.-P. Higer, Wiesbaden)

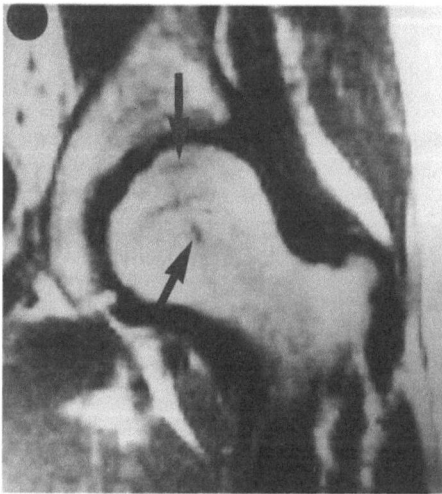

Abb. 3.45. Transitorische Osteoporose des Hüftkopfs. 47 J., m. Residualstadium III: Strichförmige hypointense Residuen sind sowohl in der Epiphyse subchondral als auch in der Metaphyse nachweisbar *(Pfeile)* (SE, T1-gewichtetes Bild). (Bild: Dr. H.-P. Higer, Wiesbaden)

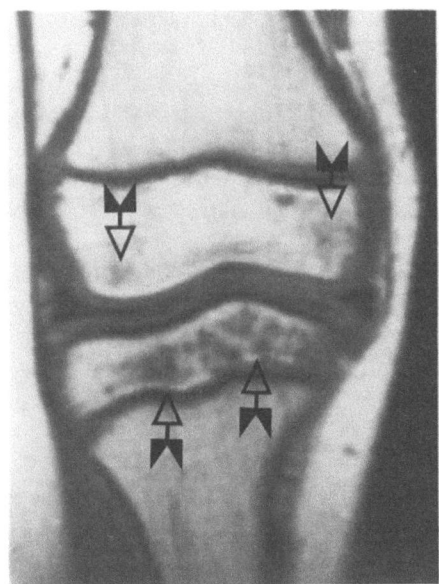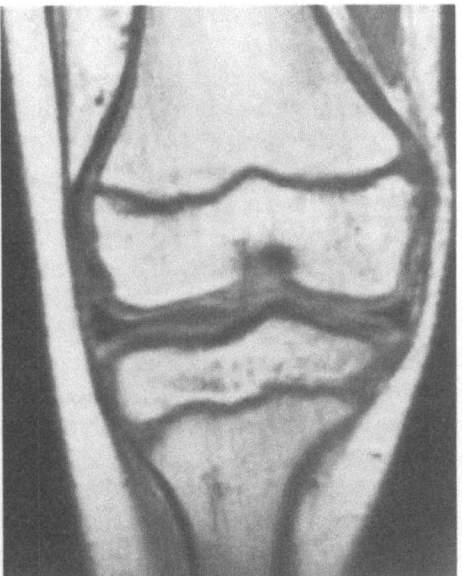

Abb. 3.46a, b. Flüchtiges Marködem (im Rahmen einer Osteochondrosis dissecans). 10 J., w.
a Signalarme Areale (T1-gewichtetes Bild) in der Tibia- und geringer auch der Femurepiphyse *(Pfeile)*. Die OCD lokalisierte sich im medialen Femurkondylus. (SE, TR 500 ms, TE 22 ms). Im T2-gewichteten Bild waren diese Bezirke signalreich (nicht abgebildet) **b** 4 Wochen später hat sich das Marködem fast vollständig zurückgebildet

Andere Formen der transienten Marködeme sind von Pay et al. (1989) bei Kindern mit klinischem Verdacht auf M. Perthes vorgestellt worden. Es handelte sich in T1-gewichteten Bildern um umschriebene hypointense Bezirke in der Epiphyse, teilweise zusätzlich in der Metaphyse. Im T2-gewichteten Bild bei Echozeiten von 80 ms blieben diese Areale isointens im Vergleich zur gesunden, kontralateralen Seite. Nach 1-4 Monaten, also kürzer als bei der TO des Erwachsenen, trat eine völlige Normalisierung des Knochenmarkbefundes ein.

Ein transitorisches Marködem beobachteten wir bei einem Kind im Frühstadium einer Osteochondrosis dissecans des Femurkondylus (Abb. 3.46). Der Verlauf mit einer fast vollständigen Normalisierung des Knochenmarksignals nach 4 Wochen sprach für ein Begleitphänomen als *Folge* einer Osteochondrosis dissecans im Sinne einer flüchtigen Reflexdystrophie.

3.5.3 Differentialdiagnose und klinische Wertigkeit

Das Marködem ist eine unspezifische Reaktion des Knochens. Daher sind Lokalisation, Ausdehnung, Knochenneubildung und Weichteilreaktion zu analysieren, um eine Abgrenzung zu anderen Erkrankungen zu ermöglichen.

Beim diffusen Stadium I der transitorischen Osteoporose ist differentialdiagnostisch an eine akute *Osteomyelitis* zu denken. Sichere Unterscheidungskriterien im Knochenmark sind nicht gegeben. Eine ödematöse Beteiligung der umgebenden Weichteile, wie sie bei der Entzündung nicht selten ist, fehlt bei der transitorischen Osteoporose.

Radiologisch okkulte *Frakturen* im Schenkelhals oder Femurkopf, aber auch Streßfrakturen in anderen Skelettanteilen sind im Frühstadium im T2-gewichteten Bild signalreich (Yao u. Lee 1988). Das Muster der Signalminderung im T1- bzw. Signalanhebung im T2-gewichteten Bild ist jedoch bei den Frakturen eher umschrieben als homogen-diffus bzw. fleckig wie bei den transienten Marködemen.

Im Rahmen der *Leukämie* kommt es zu umschriebenen Knochenschmerzen, gerade auch an der Hüfte. Diese Symptome können der Ausschwemmung von Blasten ins periphere Blut vorangehen. Die MR-Morphologie einer diffusen Signalminderung mit oder ohne Epiphysenbefall ist im Gegensatz zur transitorischen Osteoporose durch den bilateralen Befall der Femurknochen gekennzeichnet. Zudem sind leukämische Veränderungen im T2-gewichteten Bild fast immer signalarm.

Insbesondere das fokale Stadium im Verlauf einer transitorischen Osteoporose des Femurkopfes kann mit einer Femurkopfnekrose verwechselt werden. Die hypointense Demarkation des Bezirks durch einen Skleroserand fehlt jedoch bei der transitorischen Osteoporose, so daß die Abgrenzung gut möglich ist.

Die klinische Wertigkeit der MRT liegt darin, daß gerade die Kombination von klinischem, radiologischem (lokale Osteoporose oder o. B.) und MR-tomographischem Befund die Diagnose eines transienten Marködems in der Regel sicher erlaubt. Dies gilt im besonderen für die transitorische Osteoporose des Hüftkopfes. Daraus lassen sich frühzeitig therapeutische Konsequenzen ziehen und weitere diagnostische Schritte vermeiden.

Literatur

Bloem JL (1988) Transient osteoporosis of the hip: MR imaging. Radiology 167: 753
Glas K, Krause R, Obletter N, Held P (1989) Die transitorische Hüftosteoporose in der Magnetresonanztomographie. Z Orthop 127: 302
Higer HP, Grimm J, Pedrosa P et al (1989) Transitorische Osteoporose oder Femurkopfnekrose? Frühdiagnose mit der MRT. RÖFO 150: 407
Pay NT, Singer WS, Bartal E (1989) Hip pain in three children accompanied by transient abnormal findings on MR images. Radiology 171: 147
Swezey RL (1970) Transient osteoporosis of the hip, knee and ankle. Arthritis Rheum 13: 858
Wilson AJ, Murphy WA, Hardy DC, Totty WG (1988) Transient osteoporosis: transient bone marrow edema? Radiology 167: 757
Yao L, Lee JK (1988) Occult intraosseous fracture: detection with MR imaging. Radiology 167: 749

3.6 Traumatische Skelettveränderungen

3.6.1 Untersuchungstechnik

T1-, protonen- und T2-gewichtete Spinechosequenzen (TR 500 ms, TE 15-22 ms; TR 2000-2500 ms, TE 15/90 ms) sind zur Abbildung von traumatischen Läsionen als Standard anzusehen. Die T2-Sequenz ist wichtig, da nur so das Alter der Läsion (Marködem?!) grob abgeschätzt werden kann. Das protonengewichtete Bild eignet sich bei traumatischen Läsionen häufig am besten, um die relativ signallose Frakturlinie gegenüber dem Fettmark und dem Begleitödem abzugrenzen. Bei der Beurteilung osteokartilaginärer Frakturen sind Gradientenechosequenzen in Verbindung mit einer 3D-Volumenaquisition (3D-FISP, TR 40 ms, TE 10 ms, Flipwinkel 40°) hilfreich.

3.6.2 Morphologie und Signalverhalten

Traumatische Veränderungen, seien es Skleroselinien oder auch Begleitödeme, sind in T1-gewichteten Bildern als unscharf oder scharf begrenzte, umschriebene Signalminderungen nachzuweisen (Abb. 3.47). Typische Frakturlinien als Zonen

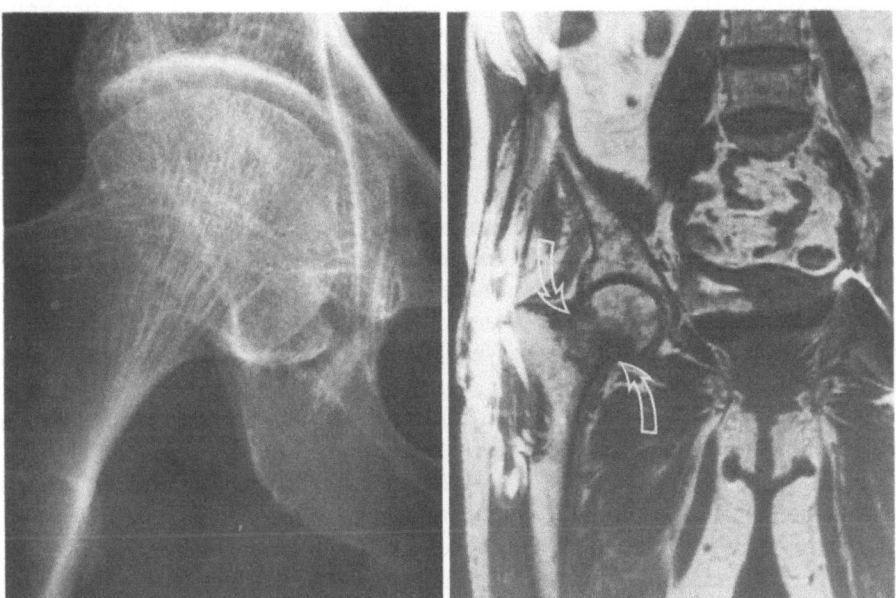

Abb. 3.47a, b. Mediale Schenkelhalsfraktur rechts. 68 J., w. Zustand nach Totalendoprothese links wegen Schenkelhalsfraktur. **a** Nativradiologisch ist keine Frakturlinie zu erkennen. Die Patientin hatte zu diesem Zeitpunkt nach einem Sturz starke Schmerzen. **b** Die MRT (SE, TR 600 ms, TE 15 ms) zeigt eine deutliche, teilweise fleckige Signalminderung des gesamten Schenkelhalses *(Pfeile)* als Ausdruck des Frakturödems. Die Fraktur wurde mit einer TEP versorgt. *Links* typische Metallartefakte nach TEP

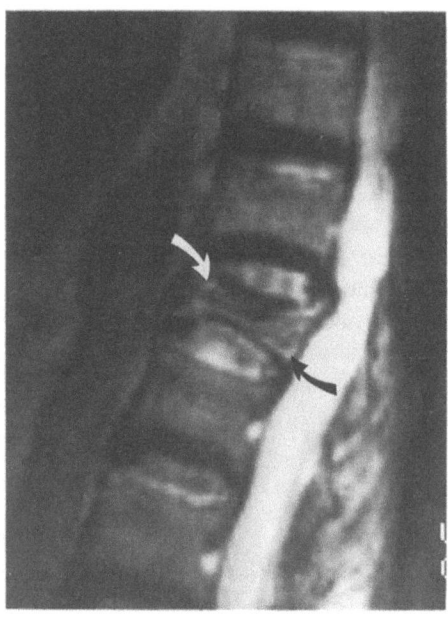

Abb. 3.48. Wirbelkörperfraktur, 4 Wochen nach dem Unfall. 52 J., m. Höhengeminderter Brustwirbelkörper mit leichter Dorsalverschiebung der Hinterkante. Im Wirbelkörper sind einzelne signalreiche Areale abzugrenzen *(Pfeile)*. Das Signal der angrenzenden Bandscheiben ist erhöht (SE, TR 2000 ms, TE 90 ms)

stark verminderter Signalintensität sind nicht regelmäßig abzubilden. Entsprechende Veränderungen sind abhängig vom Schweregrad und dem Alter der Fraktur. Die Kortikalis ist in ihrem Signal irregulär angehoben; die normale, scharfe Kortikalisabgrenzung ist nicht mehr gegeben. Eine Verdickung ist nur im Heilungsstadium zu erkennen.

Die T2-gewichteten Bilder zeigen eine irreguläre, teils punktförmige, teils streifige und/oder flächige Signalanhebung. Diese Areale, wenn auch langsam an Größe abnehmend, sind teilweise noch Monate und Jahre nach dem akuten Ereignis nachzuweisen und nicht als Hinweis auf eine Heilungsstörung anzusehen. Frische bis 4 Monate alte Wirbelkörperfrakturen zeigen fast immer (92%) im T2-gewichteten Bild eine Signalerhöhung (Abb. 3.48). Bei den 5-24 Monate alten Frakturen ist in knapp 40%, bei den mehr als 2 Jahre alten Frakturen noch in 18% der Fälle eine Signalsteigerung im Vergleich zum Knochenmark zu beobachten (Allgayer et al. 1989).

Lynch et al. (1989) sind speziell auf die Signalmorphologie von traumatischen Knochen(mark)läsionen am *Kniegelenk* eingegangen. Die von ihnen beschriebenen drei Typen (Abb. 3.49) traten als Mitbefunde bei ligamentären oder kartilaginären, aber auch als genuine knöcherne Verletzung auf:

Typ 1 (Fraktur des spongiösen Knochengerüsts): Intramedullärer Signalverlust im T1-gewichteten Bild. Epi- und Metaphyse sind häufig gleichzeitig betroffen. Die Kortikalis und der Knorpel sind o. B.. Der Bezirk ist (inhomogen) signalreich im T2-gewichteten Bild. Nach ca. 3 Monaten tritt eine Befundnormalisierung ein.

Typ 2 (osteokartilaginäre Fraktur): Die Unterbrechung der subchondralen Knochenlamelle und Knorpeldefekte sind charakteristisch. Teilweise sind Frakturlinien im Knochen zu erkennen. Auch die Kortikalis kann mitbeteiligt sein. Signalverhältnisse wie bei Typ 1.

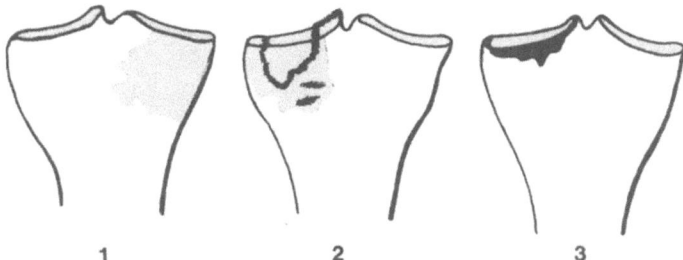

Abb. 3.49. Schema der Signalmorphologie bei traumatischen Knochen(mark)läsionen am Kniegelenk. Typ 1–3. (Modifiziert nach Lynch et al. 1989)

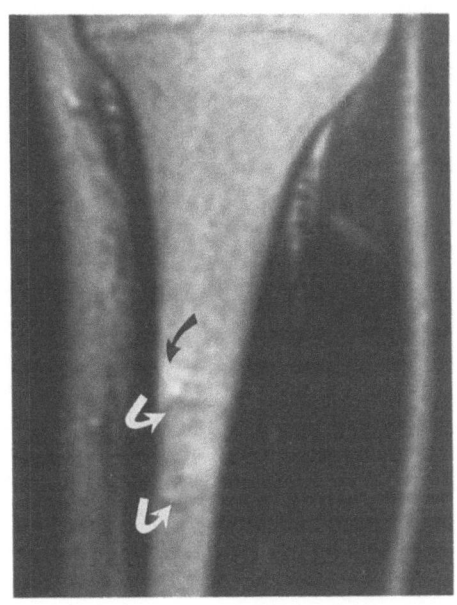

Abb. 3.50. Streßfraktur. Seit 3 Monaten Beschwerden im Unterschenkel. 23 J., m., regelmäßiger Jogger (100 km/Woche). Neben feinen signallosen Linien *(weiße Pfeile)* sind im T2-gewichteten Bild (SE, TR 1600 ms, TE 100 ms) auch signalreiche, ödematöse Bezirke *(schwarzer Pfeil)* zu erkennen. Die Kortikalis ist leicht verdickt. (Bild: Dr. Breunsbach, Köln)

Typ 3 (Residualstadium): Umschriebene, sehr starke Signalminderung subchondral sowohl im T1- als auch im T2-gewichteten Bild. Die Befunde sind als degenerativ bzw. als Residuen nach osteokartilaginärer Fraktur anzusehen.

Als Ergänzung sind Befunde von Mink u. Deutsch (1989) bei *osteochondralen Frakturen* zu erwähnen. Nachzuweisen waren:

a) ganz oder teilweise abgelöste Knorpel-/Knochenfragmente. Die Läsionen waren dann als Knorpel-/Knochenkonturdefekte im T2-gewichteten SE- oder Gradientenechobild zu erkennen.

b) Sinterung von Knorpel und subchondralen Knochenanteilen. Das betroffene Areal war im T1- und T2-gewichteten Bild zum Gelenk hin signalarm, zum Knochenbinnenraum hin im T2-gewichteten Bild signalreich.

Bei den *Streßfrakturen* haben Lee u. Yao (1988) auf bandartige, signallose Veränderungen hingewiesen (T1- und T2-gewichtete Bilder), die von einem diffusen Ödem umgeben waren (signalreich im T2-gewichteten Bild) (Abb. 3.50). Eigene

Erfahrungen zeigen jedoch, daß derartige Streßfrakturen auch als reines Marködem ohne den Nachweis einer Skleroselinie zur Abbildung kommen können.

3.5.3 Differentialdiagnose und klinische Wertigkeit

Die Veränderungen nach Trauma sind MR-morphologisch und in ihrem Signalverhalten als unspezifisch anzusehen. Der Nachweis eines umschriebenen Marködems muß an Knocheninfarkte, transiente Marködeme (s. 3.5), an Ödeme als Begleitphänomen bei Tumoren und Entzündungen denken lassen. Die MR-Diagnose ist deshalb nur in enger Korrelation mit der klinischen Beschwerdesymptomatik, evtl. laborchemischen Befunden, dem Röntgenbild und der Szintigraphie zu stellen. Im Bereich der Gelenke und an der Wirbelsäule müssen weitere ischämische Knochenveränderungen (s. 3.4) bedacht werden, die jedoch selbst Ursache eines Traumas sein können. Die Abgrenzung osteokartilaginärer Frakturen zur Osteochondrosis dissecans ist teilweise nur durch die Lokalisation und die zeitliche Beziehung zu einem akuten Trauma gegeben.

Die MRT ist sicher keine Suchmethode für Frakturen. Es ist jedoch unzweifelhaft, daß nicht wenige unvermutete Frakturen des Tibiaplateaus, der Femurkondylen, des Beckens, Acetabulums und proximalen Humerus MR-tomographisch entdeckt werden, die röntgenologisch auch bei retrospektiver Durchsicht unauffällig waren oder nur minimale Frakturveränderungen aufwiesen (Berger et al. 1989). Selbst feine, spongiöse Frakturen werden mit der MRT entdeckt, da die Begleitreaktionen (Ödem, Blutung) hochsensitiv zu erfassen sind. Bei den *Streßfrakturen* ist zweifelsohne die MRT dem Röntgenbild hinsichtlich der Sensitivität überlegen; die Wertigkeit gegenüber der Knochenszintigraphie ist noch nicht bestimmt. Deutsch et al. (1989) konnten in einer kleinen Serie von Patienten mit dem Verdacht auf eine akute *Schenkelhalsfraktur* zeigen, daß die MRT der Röntgenübersichtsaufnahme überlegen und der Knochenszintigraphie gleichwertig ist.

Literatur

Allgayer B, Van de Flierdt E, Von Gumppenberg S, Matzner M (1989) Die Kernspintomographie von Wirbelsäulenfrakturen im Vergleich zur konventionellen Röntgendiagnostik und zur Knochenszintigraphie. In: Lissner J, Doppmann JL, Margulis AR (Hsg) 3. Int Kernspintomographie Symp Garmisch-Partenkirchen 1989. DÄV, Köln, S 57-60
Berger PE, Ofstein RA, Jackson DW et al. (1989) MRI demonstration of radiographically occult fractures: What have we been missing? Radiographics 9: 407
Deutsch AL, Mink JH, Waxman AO (1989) Occult frakures of the proximal femur: MR imaing. Radiology 170: 113
Lee JK, Yao L (1989) Stress fractures: MR imaging. Radiology 169: 217
Lynch TC, Crues JV, Morgan TW et al. (1989) Bony abnormalities of the knee: prevalence and significance of MR imaging. Radiology 171: 761
Mink JH, Deutsch AL (1989) Occult cartilage and bone injuries of the knee: detection, classification an assessment with MR imaging. Radiology 170: 823

3.7 Verschiedene Knochenerkrankungen

3.7.1 Osteogenesis imperfecta

Es handelt sich um eine mesodermale Dysplasie, die in eine Osteogenesis imperfecta letalis und tarda unterteilt wird. Klinisch stehen bei der Tarda-Form die frischen und älteren Frakturen mit hyperplastischer Kallusbildung (Callus luxurians) im Vordergrund.

MR-tomographisch ist der Callus luxurians im protonengewichteten Bild signalreich und gut von der Muskulatur abzugrenzen (Abb. 3.51). Weitergehende Erfahrungen liegen nicht vor.

3.7.2 Morbus Paget

Die Paget-Erkrankung des Skeletts ist eine Störung unklarer Genese, welche durch einen gesteigerten und gestörten Knochenumbau gekennzeichnet ist, der zu Vergröberung, Deformierung und Frakturanfälligkeit des Knochens führt.

Wichtigster MR-tomographischer Befund ist die Verschmälerung des Intramedullarraumes bei in der Regel deutlicher Volumenvermehrung (Abb. 3.52). Die äußere Kortikalisbegrenzung ist meist scharf und signallos vom umgebenden Weichteilmantel abgrenzbar. Die innere Begrenzung ist dagegen häufig unscharf und das Signalmuster inhomogen (Abb. 3.53). Das verbleibende Knochenmark zeigt sowohl auf den T1- als auch den T2-gewichteten Aufnahmen eine normale Signalintensität. Es können jedoch teilweise deutliche Inhomogenitäten des Knochenbinnenraums vorliegen, die durch fokale Sklerosezonen und signalarme Septen bedingt sind (Abb. 3.52 und 3.54). Selten sind im T2-gewichteten Bild im Vergleich zum Knochenmark und zum Fett inhomogene Areale mit etwas erhöhter Signalintensität zu erkennen, die histologisch fibrovaskulärem, granulationsarti-

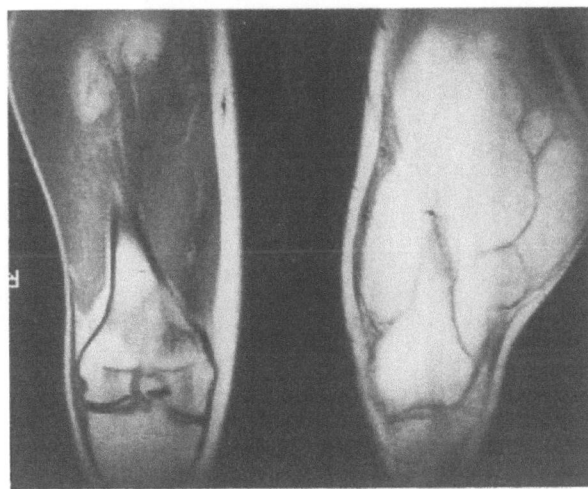

Abb. 3.51. Osteogenesis imperfecta mit Callus luxurians bei multiplen Frakturen. 26 J., m. Der Kallus kommt im protonengewichteten Bild (SE, TR 1600 ms, TE 30 ms) signalreich zur Abbildung und ist gut von der Muskulatur abzugrenzen. (Bild: Dr. H. Genant, San Francisco)

112 MRT von Skelettläsionen

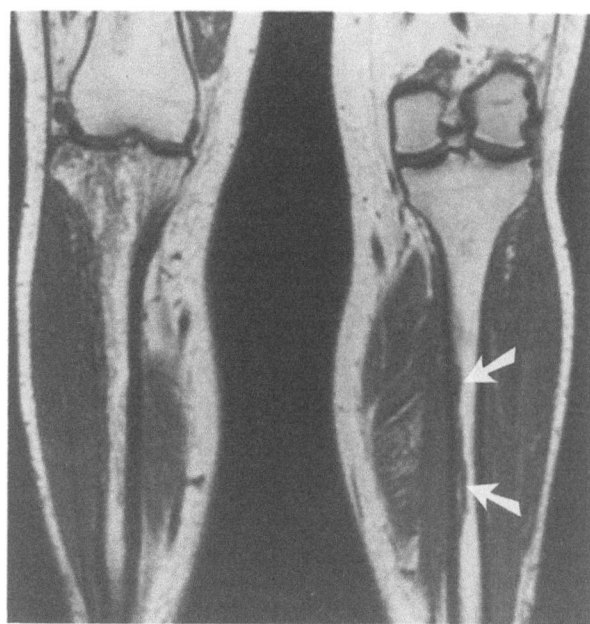

Abb. 3.52. M. Paget. 64 J., m. Rechts liegt eine Volumenvermehrung des Knochens vor. Der Knochenbinnenraum ist von signalarmen Septen durchzogen; das Fettmarksignal ist ansonsten unauffällig. Auch links sind sklerotische Anbauten enostal nachzuweisen *(Pfeile)* (SE, TR 600 ms, TE 22 ms)

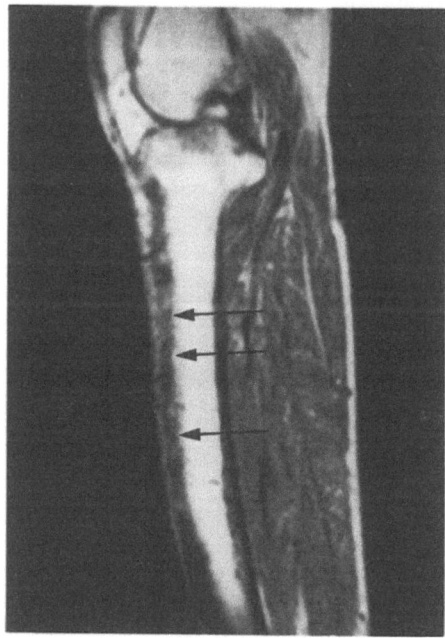

Abb. 3.53. M. Paget. 78 J., m. Verdickte, inhomogene und insbesondere nach innen unscharf begrenzte Kortikalis *(Pfeile)*. Die Signalintensität des Fettmarks ist normal; der Intramedullarraum nicht eingeengt (SE, TR 600 ms, TE 22 ms)

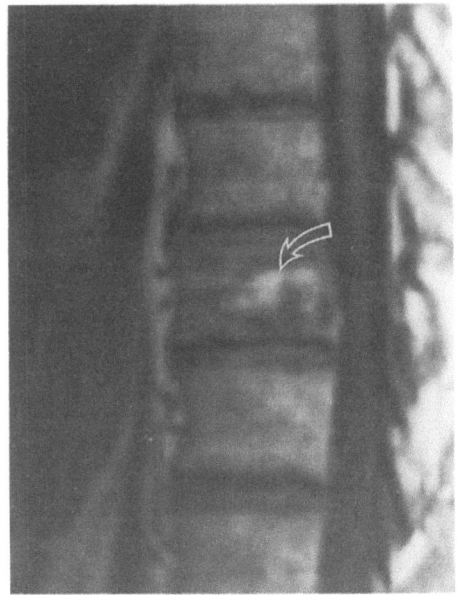

Abb. 3.54. M. Paget. 58 J., w. Der Intramedullarraum ist deutlich eingeengt *(Pfeil),* und die Sklerosen überwiegen. Ungewöhnlich ist, daß keine Volumenvermehrung, sondern eine Abflachung des Wirbelkörpers vorliegt (SE, TR 600 ms, TE 15 ms)

gem Gewebe entsprechen (Roberts et al. 1989). Auch eine völlige Verdrängung des Knochenmarks bei gleichzeitiger diffuser, homogener Sklerosierung des betreffenden Skelettabschnitts kann vor allem am Becken und an der Wirbelsäule beobachtet werden.

Die MR-tomographischen Befunde beim M. Paget folgen den von der Nativdiagnostik her bekannten Veränderungen der Form, Kontur und Textur des Knochens. Die MRT stellt in der Regel keine Erweiterung in der Diagnostik des M. Paget dar, eine im Zweifelsfall notwendige Differenzierung zu anderen umschriebenen oder diffusen Skelettveränderungen, insbsondere osteoplastischen Metastasen, ist jedoch möglich.

Literatur

Neuerburg J, Bohndorf K, Krasny R (1988) M. Paget des Skeletts: MR-Charakteristika bei 1,5T. RÖFO 149: 609

Roberts MC, Kressel HY, Fallon MD et al. (1989) Paget disease: MR imaging findings. Radiology 173: 341

4 MRT von Knochenmarkerkrankungen

A. LINDEN, K. BOHNDORF

4.1 Leukämien

Leukämien sind durch eine neoplastische Proliferation blutbildender Zellen gekennzeichnet und werden in Abhängigkeit vom Ausreifungsgrad der Zellen und vom klinischen Verlauf in akute und chronische Formen unterteilt sowie entsprechend dem beteiligten Zelltyp klassifiziert.

4.1.1 Leukämien des Kindesalters

Untersuchungstechnik

Bei Kindern bietet sich die Region des Kniegelenks mit *distalem Femur* und *proximaler Tibia* aus drei Gründen für die Analyse des Knochenmarks an:
- Die leukämischen Markprozesse umfassen das gesamte Skelett, insbesondere auch die kurzen und langen Röhrenknochen (Uehlinger 1952).
- Eine der häufigsten Veränderungen des Knochens bei leukämischen Kindern ist - neben der generalisierten oder lokalisierten Osteoporose - das klassische metaphysäre Aufhellungsband. Diese Veränderungen der Knochendichte werden im besonderen an den Metaphysen des distalen Femurs und der proximalen Tibia beobachtet.
- Die Konversion des roten Marks zu gelbem ist schon bei Kleinkindern im Knochenmark des distalen Femurs und der proximalen Tibia ausgeprägt, so daß in diesen Regionen ein homogenes und hohes, dem Fett fast äquivalentes Signal vorliegt. Der Nachweis leukämischer, im MRT-Bild signalarmer Infiltrationen des Knochenmarks im Kindesalter ist deshalb bei Anwendung T1-gewichteter Spinechosequenzen in dieser Region zu erwarten. Die Unterscheidung normaler Knochenmarkbefunde von diffus pathologischen gelingt an der Wirbelsäule mit T1-gewichteten Bildern im Kindesalter nicht, sondern bedarf einer relativ aufwendigen Kalkulation der T1-Relaxationszeit (Moore et al. 1986; Nyman et al. 1987; Thomsen et al. 1987). Dies gilt gleichermaßen auch bei Anwendung von Fett-Wasser-getrennten Bildern.

Folgendes Vorgehen hat sich bei Kindern und Jugendlichen bewährt:

In koronarer Schichtebene werden beide Kniegelenke mit proximaler Tibia und distalem Femur, in sagittaler Schichtebene die Knieregion links oder rechts untersucht (Spinechotechnik, TR 500-600 ms, TE 15-30 ms, Schichtdicke: 3-5 mm, Kopf- oder Körperspule, 2-4 Meßdurchgänge). Für die Verlaufskontrolle sollten die Signalintensitäten (SI) mittels Region-of-interest (ROI)-Technik benutzt werden. Um Signalverhältnisse bilden zu können, erfolgt die Messung der Signalintensitäten in der Epi-, Meta- und Diaphyse des distalen Femurs und der proximalen Tibia, im Fett subkutan bzw. in der Fossa poplitea sowie in der Muskulatur.

116 MRT von Knochenmarkerkrankungen

Alternativ ist die Bestimmung der Relaxationszeit T1 in der Wirbelsäule ein empfindlicher, jedoch zeitaufwendiger Indikator für diffuse Infiltrationen des Knochenmarks und als Methode der Verlaufskontrolle geeignet.

Morphologie und Signalverhalten

Initialbefunde vor Therapie
Die Infiltration des normalen Knochenmarks durch diffuse Knochenmarkprozesse wie die Leukämie ist als Verlängerung der Relaxationszeit T1 und als intramedulläre Signalminderung zu erkennen.

Im T1-gewichtigen SE-Bild kommt es zu SI-Minderungen mit sehr unterschiedlichem Muster. Drei Formen können differenziert werden (Bohndorf et al. 1990):

- diffus-gleichmäßig (Abb. 4.1),
- diffus-ungleichmäßig (Abb. 4.2),
- fleckig (Abb. 4.3).

Das fleckige Muster der SI-Minderung zeigt sich in der Regel auf die Metaphyse begrenzt, Epiphyse und Diaphyse sind von normalem Signal. Das diffus-ungleichmäßige ist durch eine unauffällige Epiphyse und eine diffuse Signalminderung der Metaphyse gekennzeichnet, wobei sich die Grenze zur helleren Diaphyse unscharf darstellt. Teilweise ist die Diaphyse ebenfalls homogen oder fleckig mitbeteiligt. Beim diffus-gleichmäßigen Muster des Befalls liegt eine homogene Signalminderung aller Abschnitte des Knochenmarks einschließlich der Epiphyse vor. Bei der ALL erweist sich das diffuse, bei der AML und der CML das fleckige Befallsmuster als vorherrschend. Rezidiverkrankungen können ebenfalls kernspintomographisch entsprechend ihrem Signalintensitätsabfall nachgewiesen werden. Die Befallsmuster unterscheiden sich nicht von denen der Erstmanifestation (Benz-Bohm et al. 1990).

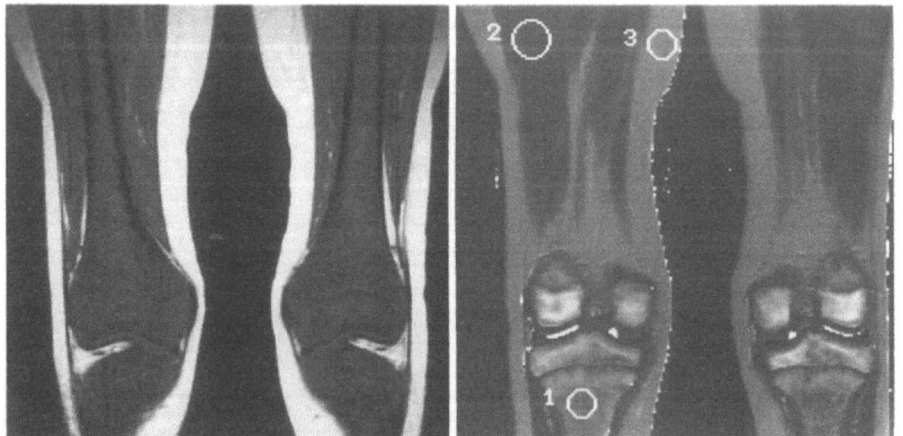

Abb. 4.1a, b. ALL, 8 J., w. **a** Diffus gleichmäßiges Muster der Signalminderung im T1-gewichteten SE-Bild **b** In den Epiphysen zeigt das „reine" T2-Bild (Multiecho, TR 2500 ms, TE 22 ms, 32 Echos) eine Signalerhöhung (intra- und /extrazellulär erhöhter Wassergehalt!)

Leukämien 117

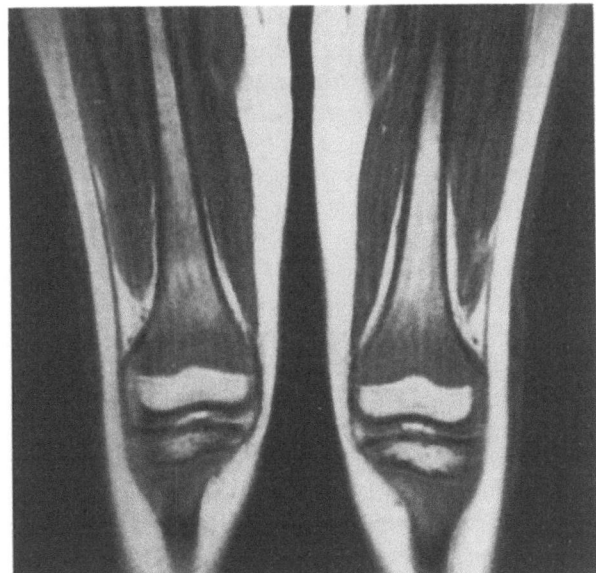

Abb. 4.2. ALL, 10 J., w. Diffus ungleichmäßiges Muster der Signalminderung im T1-gewichteten Bild. Die Metaphysen sind primär infiltriert, die Epiphysen ausgespart (vgl. Abb. 4.1)

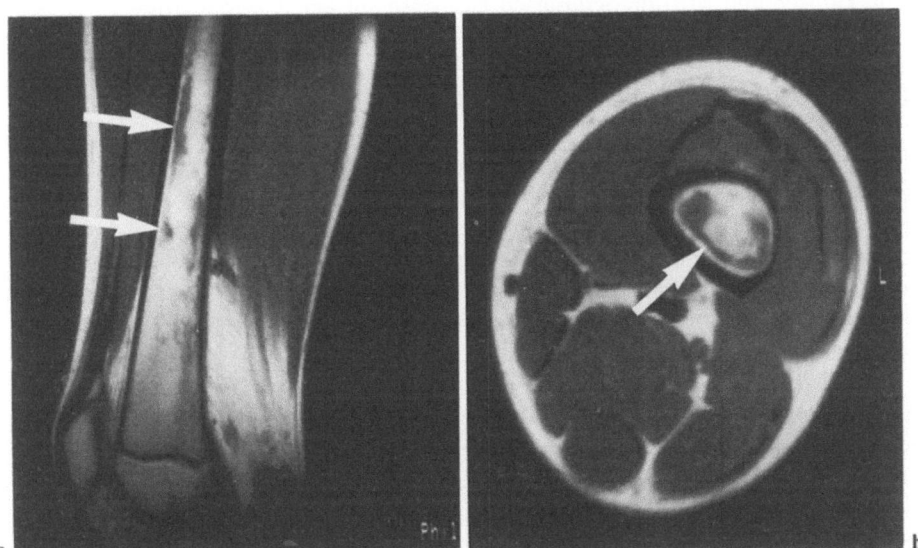

Abb. 4.3a, b. ALL, 10 J., w. **a** Fleckiges, streifiges Muster der Signalminderung *(Pfeile)* (SE, TR 500 ms, TE 30 ms). **b** Die axiale Schichtebene zeigt die subkortikale Anordnung der Infiltrationen *(Pfeil)* mit (noch) verbleibendem zentralen Fettmark

Verlaufskontrolle mit der MRT
Bei allen als Therapierespondern einzustufenden Kindern (fehlende leukämische Blasten im Knochenmarkspunktat des Beckenkamms und damit klinische Remission) ist kernspintomographisch eine Signalintensitätssteigerung insbesondere in der Metaphyse von distalem Femur und proximaler Tibia nachzuweisen. Durchgeführte Verlaufsuntersuchungen um den Tag 36 (ALL) bzw. Tag 28 (AML) nach Therapiebeginn zeigen jedoch ein sehr unterschiedliches Ausmaß der Signalsteigerung in der MRT. Eine Befundnormalisierung wird zu diesem Zeitpunkt noch nicht erreicht. Demgegenüber ist bei Therapierespondern nach dem Ende des ersten Therapieprotokolls, dies entspricht etwa der 11. Woche nach Therapiebeginn, ein normales, dem subkutanen Fett äquivalentes Knochenmarksignal zu erwarten (Benz-Bohm et al. 1990).

Über die Signalverhältnisse bei Therapie-Nonrespondern liegen erst Einzelbeobachtungen vor. Aufgrund der fehlenden Signalsteigerung unter Therapie scheint eine Differenzierung zwischen Responder und Nonresponder möglich.

Die *Osteonekrose* bei Kindern mit Leukämie kann im Rahmen der malignen Infiltration des Knochenmarks auftreten. Häufiger wird sie jedoch sowohl klinisch als auch MR-tomographisch während der klinischen Remission gesehen. In diesen Fällen ist sie als Folgezustand der Chemotherapie aufzufassen. Pieters et al. (1987) fanden bei knapp 20% der chemotherapierten Kinder mit ALL in Remission klinisch und MR-tomographisch Hinweise auf eine Osteonekrose.

Differentialdiagnose und klinische Wertigkeit

Unter Berücksichtigung des Verteilungsmusters sind differentialdiagnostisch Neuroblastommetastasen, andere nichtleukämische hämatologische Erkrankungen (Osteomyelofibrose, Thrombozythämie), sowie Speicherkrankheiten (M. Gaucher) zu erwägen. Es gelingt kernspintomographisch, diffuse von umschriebenen Prozessen eindeutig zu trennen, so daß leukämische Infiltrationen von entzündlichen Prozessen und primären Knochentumoren (Ewing-Sarkom!) abgegrenzt werden können.

Die MRT hat sich beim Nachweis eines leukämischen Infiltrats als hochsensitiv erwiesen. Dies gilt sowohl für die Relaxationszeitbestimmung an der Wirbelsäule (Moore et al. 1986) als auch für den Nachweis von pathologischen Signalminderungen im Knochenmark der Knieregion (Bohndorf et al. 1990). Moore et al. (1986) berichten von nichtdiagnostischen Beckenkammbiopsien bei Kindern mit klinischem Leukämieverdacht, bei denen primär die MR-Untersuchung der Wirbelsäule den positiven Nachweis eines diffusen Knochenmarkprozesses erbrachte.

Es liegt eine ausgeprägte Varianz der Signalminderungen initial vor. Dies gilt sowohl für die Beteiligung der einzelnen Skelettabschnitte der Röhrenknochen als auch für das Befallsmuster. Hoffnungen, diese Befunde mit klinischen Daten korrelieren zu können, haben sich bisher nicht erfüllt. Die bisher vorgelegten ersten Ergebnisse zeigen noch keinen Bezug des Befallsmusters zu Alter, Geschlecht und insbesondere dem klinisch ermittelten Risikofaktor. Bei der Schwierigkeit der zeitlichen Festlegung der ersten klinischen Symptome läßt sich deshalb auch keine sichere Korrelation zwischen der Art des Befallsmusters und der Dauer der Leukämie herstellen.

Die Ergebnisse der *Verlaufsbeobachtung* leukämischer Kinder zeigen, daß es mittels MR-Tomographie der Knieregion gelingt, den Erfolg der Chemotherapie nichtinvasiv anhand der Steigerung des Knochenmarksignals zu verfolgen. Auf die an der Wirbelsäule notwendige relativ meßzeitintensive Bestimmung der Relaxationszeit T1, die von anderen Arbeitsgruppen (Moore et al. 1986; Thomsen et al. 1987) vorgeschlagen wird, kann in der Knieregion verzichtet werden.

Es ist jedoch ein sehr unterschiedliches Ausmaß der Signalsteigerung bei den Patienten zu beobachten. Auch bei Patienten, die sich um den Tag 36 (ALL) bzw. Tag 28 (AML) klinisch in Remission befinden, liegt eine Normalisierung des Knochenmarksignals MR-tomographisch zu diesem Zeitpunkt noch nicht vor. Dies bedeutet, daß trotz fehlender Blasten im Knochenmark noch Signalintensitätsminderungen nachzuweisen sind. Erst bei weiteren Kontrolluntersuchungen 11 Wochen nach Therapiebeginn liegen nach den bisherigen Erfahrungen regelrechte Signalverhältnisse vor. Die Ursache dieser – in bezug auf das bioptische Resultat – verzögerten Normalisierung des Signals im Knochenmarkraum scheint uns in der Zeitspanne zu liegen, die das Fettmark benötigt, um den Intramedullarraum wieder zu füllen. Es sei an die Funktion des Fetts als „Raumreserve" im Knochenmarkraum erinnert.

Die vorgestellten Ergebnisse zur Verlaufskontrolle unter Chemotherapie stellen einen ersten Ansatz dar und zeigen die Möglichkeiten der MRT auf, die Verlaufskontrolle nichtinvasiv durchzuführen. Die Zahl der Beckenkammbiopsien könnte damit reduziert und die Perspektive einer frühzeitigeren Rezidiverkennung eröffnet werden (Benz-Bohm et al. 1990).

4.1.2 Leukämie des Erwachsenenalters

Untersuchungstechnik

Bei Untersuchungen im Erwachsenenalter sind im Vergleich zum Kindesalter Modifikationen erforderlich. Dem vorgeschlagenen Vorgehen liegen folgende Überlegungen und Erfahrungen zugrunde:
- Leukämien weisen überwiegend eine diffuse Infiltration des Knochenmarks auf, so daß der erfaßte KM-Bereich repräsentativ für das übrige Knochenmark ist.
- Das Knochenmark der Wirbelsäule ist bei Erwachsenen durch eine höhere Signalintensität als im Kindesalter gekennzeichnet, so daß eine leukämische Infiltration dort im Erwachsenenalter leichter erkannt werden kann.
- Im Femur ist die pathologische Ausdehnung des signalarmen, hämatopoetisch-aktiven Marks sowie der leukämischen Infiltrationen am besten beurteilbar.

Folgendes Vorgehen hat sich bewährt: Anfertigung koronarer Schichten von LWS, Becken, Femur und wahlweise Tibia, falls der gesamte Femur eine pathologische Signalminderung aufweist. Durch die Benutzung der Körperspule mit großem „field of view" werden die LWS und Becken bzw. Femur mit Hüft- und Knieregion durch eine Multi-slice-Untersuchung mit 12–16 Schichten aufgenommen. T1-gewichtete Spinechosequenzen sind zur Beurteilung von Knochenmarkinfiltrationen bei Leukämien ausreichend (TR 500–600 ms, TE 20–30 ms, Schichtdicke 5–8 mm, 2 Meßdurchgänge).

Morphologie und Signalverhalten

Die überwiegend diffuse leukämische Infiltration führt zu einer nahezu gleichmäßigen Verlängerung der T1-Zeit im Bereich der Wirbelsäule, die durch T1-betonte Spinechosequenzen in der Regel gut sichtbar gemacht werden kann. Bei jungen Erwachsenen ist die Beurteilung der Wirbelsäule jedoch erschwert (vgl. 1.2 und 4.1.1). Dies gilt gleichermaßen für das Becken, da das Signalverhalten des Knochenmarks im Becken häufig inhomogen ist. Nur eine homogene Signalminderung weist sicher auf eine Infiltration hin. Am besten gelingt die Abgrenzung von Normalbefund und pathologischem Knochenmarksignal im Femur. Weist lediglich das proximale Drittel eine geringgradige, meist inhomogene Signalminderung auf, ist ein normaler Knochenmarkstatus wahrscheinlich (Linden et al. 1989). Verschiebt sich die Grenze zum Fettmark nach distal bei gleichzeitig homogen reduzierter Signalintensität proximal, so ist dies als Hinweis auf eine leukämische Infiltration zu werten.

Während die *myeloische Leukämie* eher durch diffuse, grobfleckig-inhomogene Signalminderungen gekennzeichnet ist (Abb. 4.4), weisen die *lymphatischen Leukämien* häufiger (ca. zwei Drittel der Fälle) diffus verteilte, feinfleckige, signalarme Infiltrationen auf (Abb. 4.5), die jedoch bis zum sog. „packed marrow" (Bartl et al. 1984) konfluieren und zu einer homogenen Signalminderung führen können (vgl. Abb. 4.1). Die vor allem bei der CLL zu beobachtenden, nur wenige Millimeter großen Signalminderungen korrelieren mit den histologisch nachweisbaren Infiltrationsmustern: diffus, interstitiell, interstitiell-nodulär. Größere umschriebene oder solitäre Signalminderungen werden nicht beobachtet. Im Gegensatz zu den anderen malignen lymphoproliferativen Erkrankungen des Knochenmarks können die Veränderungen bei der CLL so diskret sein, daß falsch-negative Befunde möglich sind (Linden et al. 1989).

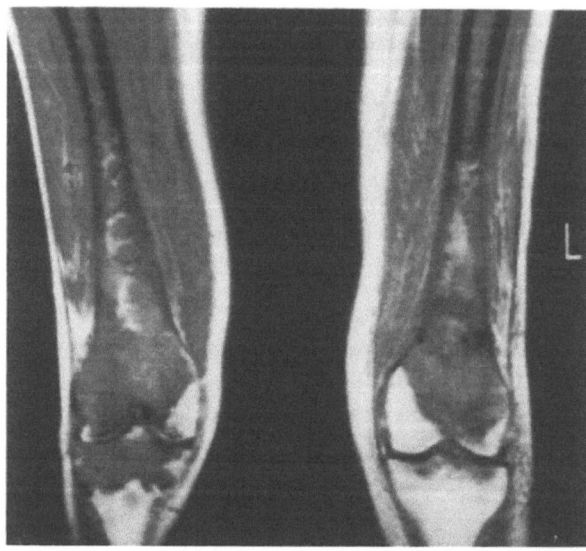

Abb. 4.4 CML, 49 J., m. Grobfleckige, inhomogene Signalminderung mit Epiphysenbefall (SE, TR 500 ms, TE 30 ms)

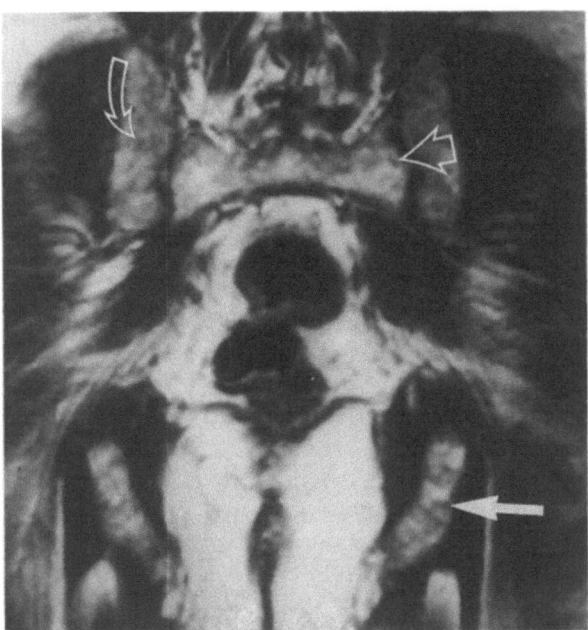

Abb. 4.5. CLL, 63 J., w. Diffus verteilte, feinfleckige Infiltrationen *(Pfeile)* im Knochenmark des Beckenskeletts (SE, TR 500 ms, TE 30 ms).

Verlaufskontrolle unter Chemotherapie
Umfangreichere Untersuchungen über die Änderungen des Signalverhaltens stehen noch aus. Die bisherigen Studien zeigen jedoch die Möglichkeit auf, über Messungen der Signalintensität bzw. der Relaxationszeit T1 den Therapieerfolg zu überprüfen (Thomson et al. 1987; Olson et al. 1986). Quantitative Untersuchungen mittels Chemical-shift-Imaging bei akuten Leukämien unter Chemotherapie zeigen, daß die Fettfraktion von im Mittel 7% vor Therapie auf 18% drei Wochen nach Therapie ansteigt (Gerard et al. 1989). Eigene Erfahrungen lassen jedoch den Schluß zu - entsprechend auch den Ergebnissen im Kindesalter -, daß die Normalisierung des Knochenmarksignals den bioptischen Befunden „hinterherhinkt".

Differentialdiagnose und klinische Wertigkeit

Im Erwachsenenalter sind die Möglichkeiten der MRT Leukämien von anderen, auch benignen hämatologischen Erkrankungen abzugrenzen, geringer als im Kindesalter. Die verschiedenen leukämischen Infiltrationen sind zudem untereinander nicht sicher zu differenzieren, da die beschriebenen Infiltrationsmuster nur begrenzte Hinweise liefern. So führt z. B. die Osteomyelofibrose zu einer homogenen Signalminderung, wie sie auch bei der CML auftritt. Hinzu kommt, daß beide Knochenmarkveränderungen häufig auch gemeinsam bestehen können. In diesen Fällen trägt die Knochenmarkszintigraphie (z. B. mit einem Nanokolloid) zur Differentialdiagnose bei: Während bei der Leukämie - wie auch bei anderen myeloproliferativen Erkrankungen - eine Ausdehnung des RES-Systems zu beobachten ist, weist die Osteomyelofibrose eine Speicherminderung bzw. einen Speicherdefekt auf.

Aufgrund der hohen Sensitivität der MRT für Veränderungen des Knochenmarks ist sie jedoch in Kombination mit den histologischen Befunden geeignet, das Ausmaß der morphologischen Veränderungen bei leukämischer Infiltration anzuzeigen. Ob dies von prognostischer oder therapeutischer Bedeutung sein kann, ist derzeit noch nicht abzusehen.

Die potentielle Rolle der nichtinvasiven Verlaufsbeurteilung von Leukämien nach Chemotherapien, Radiatio oder Knochenmarktransplantationen ist noch nicht endgültig zu definieren. Die Tatsache, daß Kontrollbiopsien sicherer und frühzeitiger eine Remission anzeigen, ist jedoch als Einschränkung des Werts der MRT anzusehen.

4.2 Morbus Hodgkin, Non-Hodgkin-Lymphome

Maligne Lymphome wie M. Hodgkin (HD) und Non-Hodgkin Lymphome (NHL) werden nach zytologischen, histologischen und immunologischen Kriterien unterteilt und können sowohl primär vom Knochenmark ausgehen als auch sekundär dieses infiltrieren. Die Erfassung einer Knochenmarkinfiltration ist klinisch von Bedeutung, da sie eine veränderte Stadieneinteilung und evtl. auch therapeutische Konsequenzen zur Folge hat. Eine Infiltration des Knochenmarks wird - in Abhängigkeit vom Subtyp - bei HD in 3-22% und beim NHL in 20-99% der Fälle beobachtet (Bartl et al. 1984).

Falsch-negative Biopsiebefunde sind keine Seltenheit. Dies belegt die Rate von 10-40% nur einseitig positiver Befunde bei beidseitigen Beckenkammpunktionen (Coller et al. 1977). Auch wenn keine Knochenmarkinfiltration vorliegt, sind in 80% der Biopsate reaktive Veränderungen nachzuweisen, welche aus hyperzellulären, seltener auch hypozellulären hämatopoetischen Anteilen und auch Fibrosierungen bestehen (Bartl et al. 1982). Diese sind sowohl für die Knochenmarkszintigraphie als auch für die Kernspintomographie von Bedeutung, da sie ebenfalls erfaßt werden und nicht selten zu differentialdiagnostischen Abgrenzungsschwierigkeiten führen können.

4.2.1 Untersuchungstechnik

T1-gewichtete Spinechobilder der LWS, des Beckens und der Femura bilden die Basisdiagnostik. Das Vorgehen bei der Untersuchung unterscheidet sich nicht vom Vorgehen beim Plasmozytom (vgl. 4.3).

4.2.2 Morphologie und Signalverhalten

Die Abgrenzung von normalen, reaktiven und infiltrativen Veränderungen des Knochenmarks ist nicht selten schwierig und setzt eingehende Erfahrung des Untersuchers voraus. Zur Standardisierung der MRT-Befunde wird deshalb ein Klassifizierungsschema vorgeschlagen, das Ausdehnung, Signalintensität und -muster zusammenfaßt:

Grad 0: Normalbefund. Signalreiche Darstellung des Fettmarks von Femur und Tibia. Leichte, variabel ausgeprägte Signalminderung im Bereich des blutbildenden Marks von Wirbelkörpern, Becken und proximalem Femur. (Bei jungen Erwachsenen kann die Signalminderung des hämatopoetisch aktiven Marks deutlicher sein, vgl. auch 1.2).

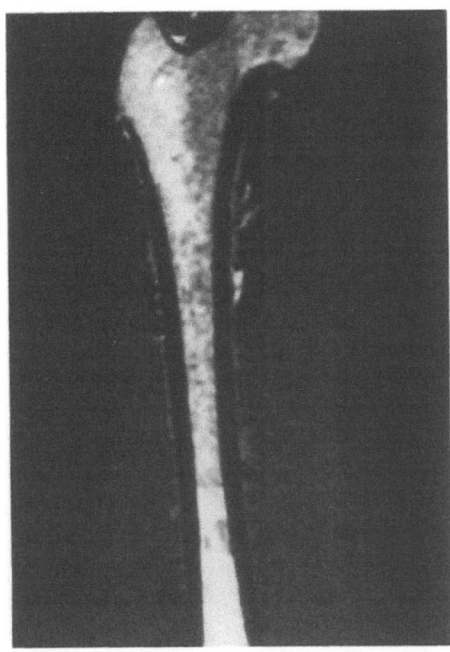

Abb. 4.6. Reaktive Veränderungen (Grad 1) bei NHL (Zustand nach Chemotherapie). Das Autopsiepräparat zeigt eine sehr inhomogene, kleinfleckige Signalminderung bis zum mittleren Anteil der Diaphyse. Das Präparat wurde histologisch aufgearbeitet und war ohne Nachweis von Lymphomzellen (SE, TR 500 ms, TE 30 ms)

Grad 1 (Abb. 4.6): Mäßiggradige Signalabschwächung und -inhomogenität im Bereich des blutbildenden Marks der LWS und des Beckens. Im Femur bilden sich unscharf begrenzte, herdförmige Signalminderungen unter 1 cm Durchmesser, die bis in den Femurschaft nach distal ziehen. Diese Veränderungen sind als reaktiv einzustufen.

Grad 2 (Abb. 4.7 und 4.8): Infiltrationsverdacht im Rahmen des malignen Lymphoms besteht dann, wenn eine diffuse Signalabschwächung, scharf begrenzte herdförmige Signalminderungen und hochgradige Signalinhomogenitäten nachzuweisen sind.

Infiltrationen durch HD oder durch NHL sind aufgrund ihres Signalverhaltens nicht unterscheidbar. Bei beiden Erkrankungsgruppen kommen sowohl umschrieben-fleckige als auch diffuse Signalminderungen vor. Massive inhomogene oder solitäre Signalminderungen wurden jedoch von uns beim HD nicht gefunden. Innerhalb der verschiedenen Subtypen des M. Hodgkin zeigten nach eigenen Erfahrungen sowohl lymphozytenarme wie auch -reiche Formen nie größere umschriebene Signalminderungen, sondern feinnoduläre Infiltrationen, die bei zunehmender Infiltrationsdichte („packed marrow") bis zu einer homogenen Signalminderung konfluieren können. Beim nodulär sklerosierenden HD wurden jedoch überwiegend auch größere umschriebene, signalgeminderte Herdbefunde gesehen. Der Mischtyp kann beide Infiltrationsmuster aufweisen (Abb. 4.8). In der Gruppe der NHL erscheinen Infiltrationen bei den niedrigmalignen NHL schwerer erkennbar bzw. von reaktiven Veränderungen unterscheidbar als bei den hochmalignen NHL (Linden et al. 1989). Dies trifft besonders für die größte Gruppe der niedrigmalignen NHL zu, das zentroblastisch-zentrozytische NHL. Liegt kein

124 MRT von Knochenmarkerkrankungen

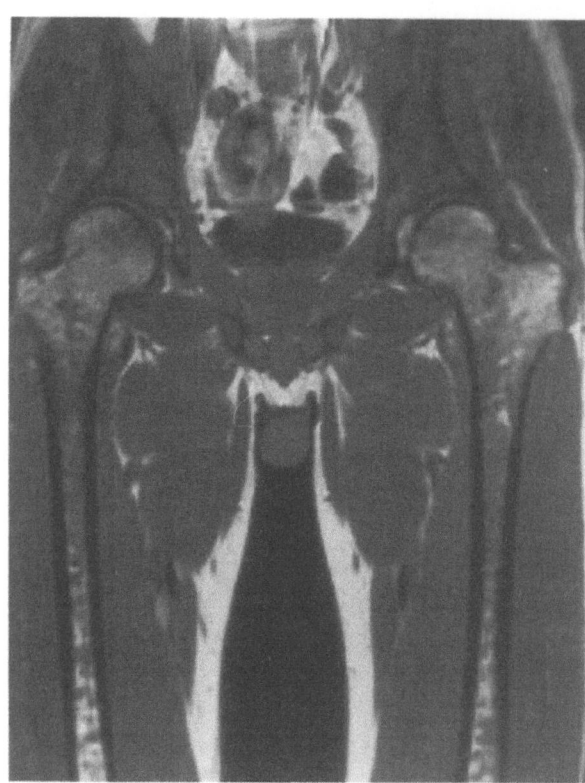

Abb. 4.7. NHL, 54 J., m. Teils inhomogene, teils homogene (!) Signalabschwächung im gesamten Femur und Os ilium beidseits. Die Wirbelsäule war wie das Beckenskelett homogen befallen (SE, TR 500 ms, TE 30 ms)

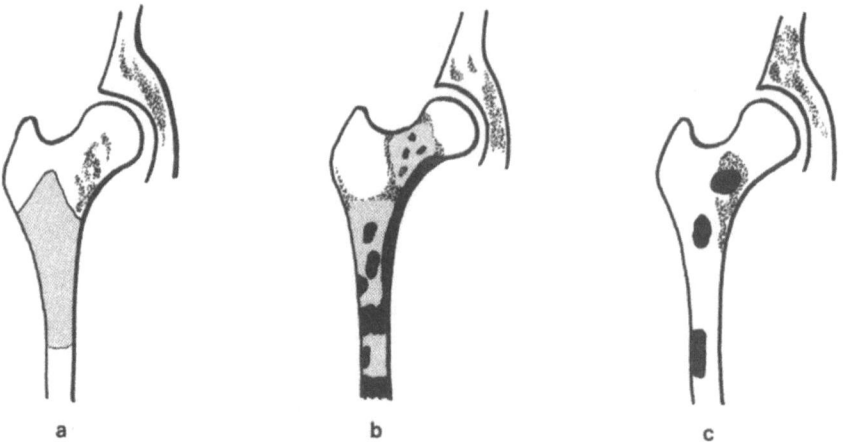

Abb. 4.8a–c. Verschiedene Infiltrationstypen bei Morbus Hodgkin. **a** Diffuse, relativ homogene (!) Signalabschwächung. Sie wird vor allem bei den lymphozytenreichen und -armen Formen des M. Hodgkin beobachtet. **b** Zusätzliche, umschriebene Signalminderungen, häufig beim sog. „Mischtyp" des M. Hodgkin. **c** Herdförmige Signalminderungen sind dominierend beim nodulär sklerosierenden M. Hodgkin

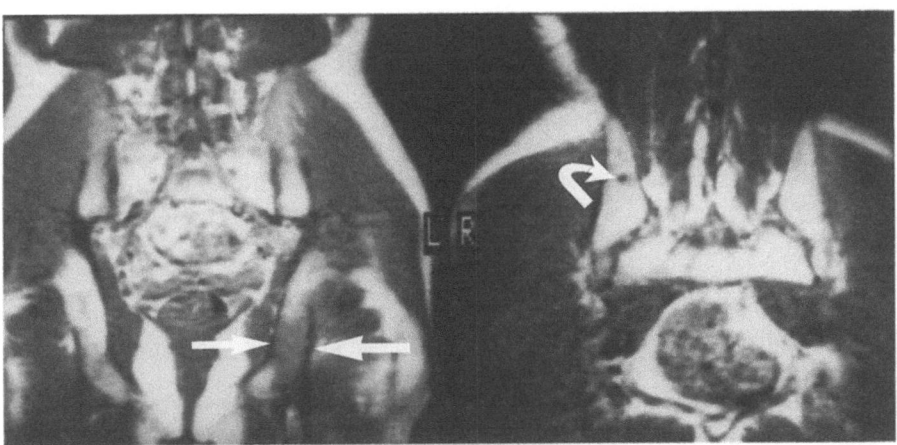

Abb. 4.9. NHL (hochmaligne). 32 J., w. Umschriebener Herd im linken Sitzbein *(Pfeile)* (operativ gesichert). Die blinde Beckenkammbiopsie *(gebogener Pfeil)* im unauffälligen Os ilium rechts ergab keinen pathologischen Befund (SE, TR 500 ms, TE 30 ms)

Packed-marrow-Typ vor, ähneln die Infiltrationen denen der CLL (s. Abb. 4.5). Bei den hochmalignen NHL sind umschriebene, infiltrative Signalminderungen über 2 cm Größe (Abb. 4.9) häufiger zu finden als bei niedrigmalignen NHL, so daß hier leichter Infiltrationen von reaktiven Veränderungen unterschieden werden können.

Sowohl beim HD als auch bei NHL sprechen Signalminderungen im Epiphysenbereich für eine Infiltration durch das maligne Lymphom (Abb. 4.7). Eine weitere Möglichkeit zur Differenzierung zwischen reaktiven Veränderungen und Infiltrationen bietet der Einsatz von protonen- und T2-gewichteten Sequenzen. Steigt die Signalintensität von Herdbefunden, die in der T1-Wichtung signalgemindert erscheinen, deutlich an, ist dies eine Indiz für eine Infiltration (s. auch Abb. 4.11).

Bezüglich der CLL, nach der Kiel-Klassifikation eine Untergruppe der niedrigmalignen NHL, sei auf 4.1.2 verwiesen.

Verlaufskontrolle
Während die Progredienz eines Befundes auch unter Therapie mittels MRT gut verfolgt werden kann, scheint nach den bisherigen Erfahrungen die Regredienz eines Befundes mittels MRT zumindest kurzfristig nicht nachvollziehbar zu sein. Die Signalminderungen bei HD und NHL sind inhomogen und ungleichmäßig verteilt, was den Versuch einer reproduzierbaren Messung von Relaxationszeiten zumindest im Becken und in den Röhrenknochen erschwert. Darüber hinaus gehen in diese Messungen auch Signalintensitäten durch reaktive Veränderungen des Knochenmarks ein.

Deutliche Befundbesserungen im Sinne einer Signalsteigerung sind nach *Chemotherapie* zwar im Einzelfall zu beobachten, in der Mehrzahl der Fälle bleibt jedoch trotz klinisch-bioptischer Teil- oder Vollremission der Knochenmarkbefund in der MRT identisch, oder es sind nur geringfügige Befundbesserungen nachzuweisen. Im letzteren Fall handelt es sich um eine leichte Größenabnahme der signalarmen Areale. Es ist nicht auszuschließen, daß diese Befundbesserungen sich erst im Laufe mehrerer Monate (vgl. auch 4.1.1) oder gar Jahre manifestieren.

Nach *Radiatio* von umschriebenen Arealen zeigt die MRT (T1- und T2-gewichtetes Bild) eine homogene, scharf begrenzte Signalanhebung im Bestrahlungsbereich, die etwa 1–3 Monate nach Ende der Radiatio erwartet werden kann. Bei massiven Infiltrationen durch das maligne Lymphom kann die Signalanhebung sehr gering ausfallen oder zumindest in den ersten Monaten ganz ausbleiben (vgl. auch 4.5).

4.2.3 Differentialdiagnose und klinische Wertigkeit

Insbesondere die NHL sind durch die Möglichkeit umschriebener Befunde charakterisiert. Um diese zu erfassen, erscheint eine präbioptische Screeninguntersuchung sinnvoll. Hierfür bietet sich die Knochenmarkszintigraphie mit Nanokolloiden oder monoklonalen Antikörpern an (Munz 1984; Reske et al. 1989). Falls diese Untersuchung Herdbefunde anzeigt, kann anschließend eine gezielte MRT in diesem Bereich erfolgen. Dagegen kann auf eine MRT bei einem völlig unauffälligen Befund der Szintigraphie verzichtet werden, da die Prävalenz einer Knochenmarkinfiltration in diesem Fall, außer bei der CLL, sehr gering ist (Linden et al. 1989). Hieraus ergeben sich folgende Empfehlungen für das diagnostische Procedere:

1) Knochenmarkszintigraphie.
2) MRT, falls ein Herdbefund oder ein geringgradiger pathologischer Befund vorliegt (Inhomogenität, Ausdehnung des Knochenmarks).
3) Anschließend Beckenkammbiopsie in dem Bereich, der die größten, pathologisch erscheinenden Signalveränderungen aufweist, bzw. eine gezielte Punktion außerhalb des Beckenkamms, (entsprechend dem MR-Befund), falls die ungezielte Biopsie negativ ausfällt.
4) Ist die Biopsie negativ und die MRT positiv, so sollte weiterhin von einem infiltrationsverdächtigen Befund ausgegangen und die Biopsie wiederholt werden. Falls möglich gezielt im infiltrationsverdächtigen Knochenmarkareal (Abb. 4.9)

Legt man das oben beschriebene Einteilungsschema (Grad 0–2) zugrunde, so lassen sich nach eigenen Untersuchungen mit der MRT für die verschiedenen Subtypen der malignen Lymphome (die CLL bleibt dabei ausgenommen) im Vergleich zur Biopsie eine Sensitivität und eine Spezifität von 71 bis 100% erzielen. Bei diskrepanten Befunden zwischen Biopsie und MRT hat sich jedoch aufgrund von Wiederholungsbiopsien gezeigt, daß die MRT teilweise im Nachweis von Infiltraten der Biopsie überlegen ist. Dies gilt insbesondere für den M. Hodgkin.

Ähnlich wie bei den leukämischen Infiltrationen des Erwachsenenalters ist weder eine sichere Zuordnung der MR-Befunde zu verschiedenen malignen Lymphomen noch eine sichere Abgrenzung gegenüber anderen malignen oder benignen Knochenmarkveränderungen möglich. Diese Differentialdiagnose bleibt der Histologie überlassen.

4.3 Plasmozytom

Das multiple Myelom (Plasmozytom) ist durch die neoplastische Proliferation eines einzelnen Klons von Plasmazellen charakterisiert. Diese produzieren ein spezielles monoklonales Immunglobulin. Der Knochenmarkbefall ist häufiger diffus als fokal. Falsch-negative Biopsiebefunde werden beschrieben. Nach heutiger Auffassung ist ein solitäres Plasmozytom sehr selten, da die Plasmozytome regelmäßig - manchmal nach über 10 Jahren - in ein multiples Myelom übergehen.

4.3.1 Untersuchungstechnik

Basisdiagnostik bildet die T1-gewichtete *Spinechosequenz* (TR 500-600 ms, TE 15-30 ms, 2 Meßdurchgänge, Schichtdicke 5-8 mm). Koronare Schichten der LWS, des Beckens, der Femora und wahlweise der Tibiae, falls der gesamte Femur eine pathologische Signalminderung aufweist, erlauben einen Überblick über die relevanten Anteile des Knochemarks. T2-gewichtete Spinechosequenzen werden aufgrund der relativ langen Meßzeit bei mäßigem Signal-Rausch-Verhältnis nur selten eingesetzt. *Gradientenechosequenzen* mit verlängerten Repetitionszeiten (z. B. FLASH, TR 300-400 ms, TE 10-20 ms, Flipwinkel 40°) liefern einen hohen Kontrast zwischen normalen und pathologischen Knochenmarkanteilen und ersetzen in der Regel T2-gewichtete Spinechosequenzen, sofern die höhere Empfindlichkeit für Fluß- und Bewegungsartefakte die Bildqualität nicht herabsetzt. Die *STIR-Sequenz* hat sich ebenfalls als sensitiv zum Nachweis von Myelomherden erwiesen, da das Fettmarksignal unterdrückt wird und die Läsionen signalreich erscheinen (TR 1400-2100 ms, TI 100 ms, TE 40 ms).

4.3.2 Morphologie und Signalverhalten

Im *T1-gewichteten* Spinechobild sind die Myelomherde signalarm und zeigen ein sehr unterschiedliches morphologisches Erscheinungsbild:

1) Umschriebene, eher rundliche Myelomknötchen und Herde in der Größenordnung von 2-35 mm Durchmesser. Die Befunde sind in der Regel symmetrisch im Beckenskelett und in den Röhrenknochen angeordnet und können bei zunehmender Infiltrationsdichte konfluieren (Abb. 4.10).
2) Ausgedehnter Befall mit großen, z. T. konfluierenden Myelominfiltraten. Die Epiphyse ist auch in diesen Fällen bei etwa drei Viertel der Patienten ausgespart. Die Röhrenknochen und das Beckenskelett sind symmetrisch befallen.
3) Diffuse, homogene Signalminderung des gesamten Stammskeletts und der Femora (betrifft fortgeschrittene Krankheitsstadien).
4) Tumorartige, solitäre Befunde mit oder ohne kernspintomographischen und histologischen Nachweis für weitere Herde (Abb. 4.12).

Zu beachten ist, daß große, *umschriebene* Befunde im *T2-gewichteten* SE-Bild signalreich sein können, während die kleinen Myelomknötchen und die diffusen bzw. ausgedehnt-konfluierenden Befunde im T2-gewichteten SE-Bild signalarm

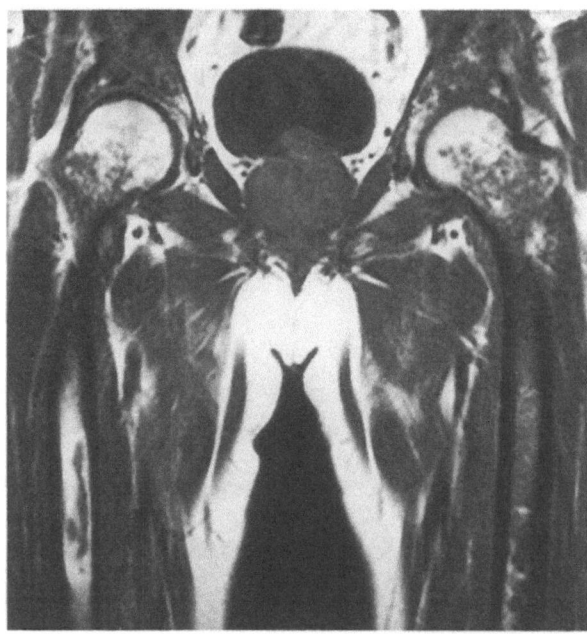

Abb. 4.10. Plasmozytom. 68 J., m. Rundliche, scharf begrenzte Herde, die im Bereich der Diaphyse konfluieren. Die Epiphyse ist bei diesem Patienten nicht befallen (SE, TR 500 ms, TE 30 ms)

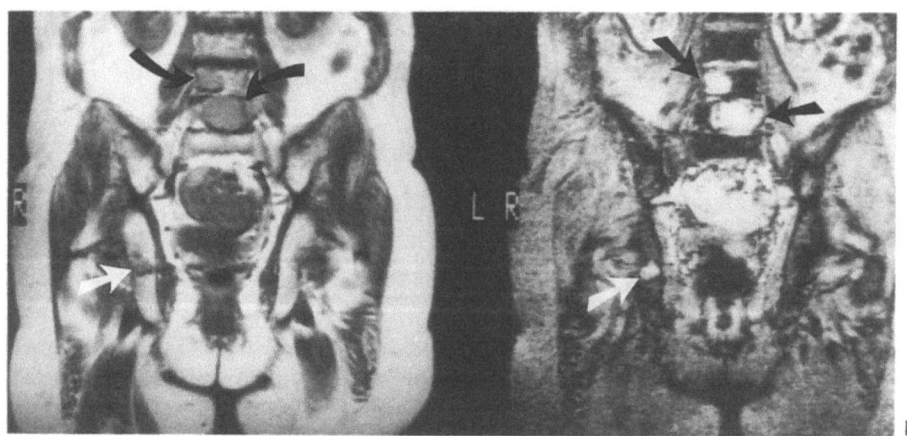

Abb. 4.11 a, b. Plasmozytom, 52 J., w. **a** Umschriebene, scharf begrenzte Herde von 1, 2 und 4 cm Durchmesser in LWK 4, 5 und im Sitzbein *(Pfeile)*. Im T1-gewichteten SE-Bild (TR 500 ms, TE 30 ms) sind die Herde signalarm. **b** Das protonengewichtete Gradientenechobild (FFE, TR 30 ms, TE 15 ms, Flipwinkel 14°) bildet die Herde sehr signalintensiv ab

bleiben. Demgegenüber kommen bei Anwendung der Gradientenechosequenz (s. oben) die umschriebenen Herde immer signalreich zur Abbildung (Abb. 4.11).

Eine Sonderform ist das umschriebene Plasmozytom mit intratumoralen, kristallisiert vorliegenden Immunglobulinen. Ursache ist eine Sekretionsstörung, so daß das Immunoglobulin nicht exprimiert werden kann. In diesem Fall bleibt der Tumor im T1- und T2-gewichteten Bild signalarm (Abb. 4.12).

Plasmozytom 129

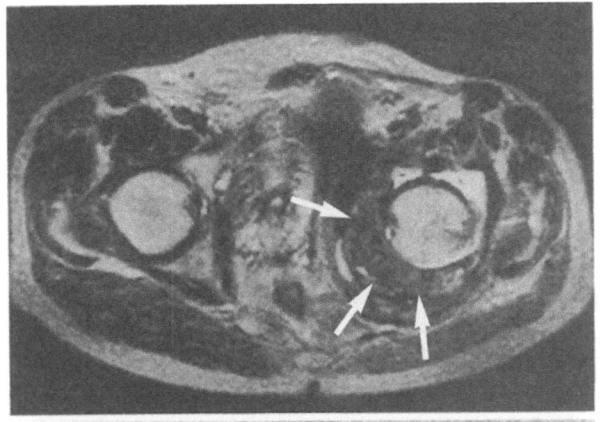

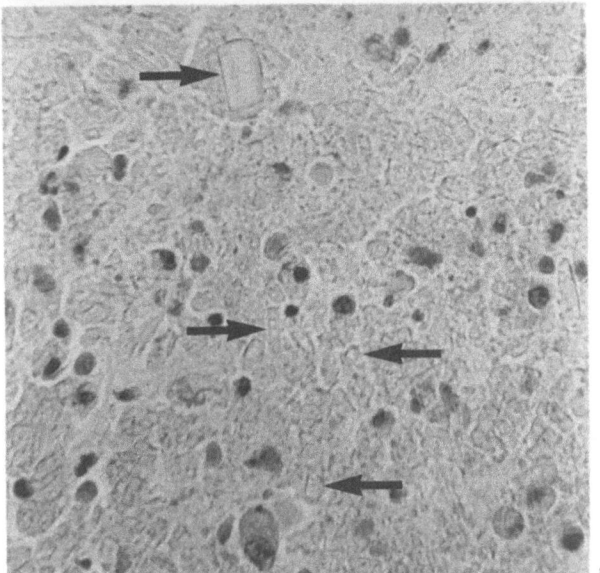

Abb. 4.12a, b. Plasmozytom. 58 J., m. **a** Im stark T2-gewichteten Bild (SE, TR 1200 ms, TE 200 ms) bleibt der umschriebene Tumor signalarm wie die Muskulatur *(Pfeile).* **b** Das ganze histologische Präparat ist von ausgedehnten, kristallinen Strukturen (Immunglobulinkristalle!) durchsetzt und erklärt das außergewöhnliche Signalverhalten (Präparat: Prof. Dr. Féaux de Lacroix)

4.3.3 Differentialdiagnose und klinische Wertigkeit

Differentialdiagnostisch sind in erster Linie andere hämatologische Erkrankungen, insbesondere die malignen Lymphome zu erwägen. Es ist jedoch festzuhalten, daß die ausgedehnten, konfluierenden Herde wesentlich häufiger (ca. 60-70%) beim Plasmozytom als bei den malignen Lymphomen vorkommen. Auch die CLL mit ihren eher kleinknotigen Veränderungen ist von der kleinknotigen Form des Plasmozytoms nicht zu trennen. Bei der reaktiven, benignen Plasmozytose ist in der Regel die Signalminderung nicht so ausgeprägt wie beim Plasmozytom; dies läßt jedoch keine sichere Differenzierung zum multiplen Myelom zu, insbesondere, da auch die Morphologie der Signalminderung identisch ist.

Von den zur Verfügung stehenden radiologischen und nuklearmedizinischen Methoden steht die Röntgennativaufnahme zur Erfassung der Skelettbeteiligung beim Plasmozytom an erster Stelle. Eigene vergleichende Untersuchungen sowie Mitteilungen in der Literatur (Frühwald et al. 1988) belegen die Überlegenheit der MRT beim Nachweis von Plasmozytomherden im Vergleich zur Röntgennativübersicht und der Knochenszintigraphie. Die MRT wird auch deswegen in Zukunft eine zunehmende Rolle im Rahmen der Primärdiagnostik des Plasmozytoms spielen, da falsch-negative Befunde bei der ungezielten Knochenmarkbiopsie des Plasmozytoms nicht selten sind. In den Fällen mit klinischem Verdacht auf ein Plasmozytom und negativer Biopsie erscheint die MRT indiziert, um umschriebene und kleinknotige Formen des Plasmozytoms zu entdecken. Die MRT kann auch *nach* der Biopsie durchgeführt werden, da der MR-tomographische Nachweis des Biopsiekanals in einem Teil der Fälle gelingt und eine Aussage zur Nadellage erlaubt (s. Abb. 4.9).

Bei den meist älteren Patienten stellt die schwere Osteoporose radiologisch eine kaum unterscheidbare Differentialdiagnose zur diffusen Plasmazellinfiltration dar. Diese Unterscheidung ist mit der MRT möglich. Während bei der Osteoporose im komprimierten Wirbelkörper die signalreichen Areale vorherrschen (Fettmark!), ist der mit Myleomknoten befallene Wirbelkörper signalarm.

4.4 Verschiedene reaktive und pathologische Knochenmarkveränderungen

4.4.1 Rekonversion des normalen Knochenmarks

Das Wiederauftreten von hämatopoetischem Mark in Anteilen des Knochenbinnenraums, die normalerweise nur Fettmark enthalten, stellt einen Adaptationsvorgang dar. Ursachen einer Rekonversion sind sowohl Anämien als auch Knochenmark verdrängende Prozesse wie z. B. Metastasen, Myelofibrosen, maligne Lymphome.

MR-tomographisch sind die betroffenen Abschnitte der Röhrenknochen im T1- und T2-gewichteten SE-Bild signalarm. In der Regel handelt es sich um diffus-fleckige oder diffus-homogene Signalminderungen (Abb. 4.13). Die Epiphyse ist nicht mitbetroffen. Das Muster der Signalminderung ist unspezifisch und kann nicht von anderen benignen oder malignen Knochenmarkerkrankungen abgegrenzt werden.

Deutsch et al. (1989) wiesen konfluierende Signalminderungen im Bereich des Kniegelenks als Zufallsbefunde nach. Es handelte sich durchweg um leicht adipöse Frauen, die im Rahmen von Meniskuserkrankungen untersucht wurden. Die Direktpunktion ergab hyperzelluläres, ansonsten normales hämatopoetisches Mark ohne Hinweis auf Malignität.

4.4.2 Aplastische Anämie

Im aplastischen Zustand der Hämatopoese ist das Fettmark der dominierende Gewebeanteil im Knochenmark. Die T1- und T2-Werte und entsprechend die Signalintensitäten der Röhrenknochen sind identisch mit denen des subkutanen

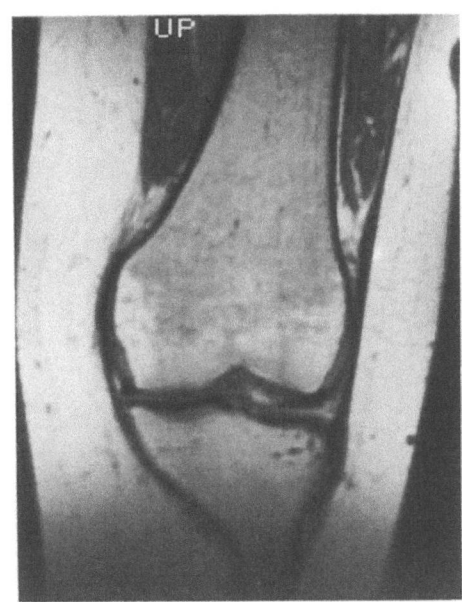

Abb. 4.13. Rekonversion des hämatopoetischen Marks im distalen Femur. 42 J., w. Zufallsbefund bei adipöser Patientin mit Kniebeschwerden. Diffuse, leichte Signalminderung der Femurmeta- und -diaphyse (SE, TR 500 ms, TE 30 ms)

Fetts. Dies gilt in ausgeprägten Fällen auch für die Wirbelkörper. Bei Jugendlichen spricht ein untypisch fleckiges Muster an der Wirbelsäule für eine aplastische Anämie (Abb. 4.14). Eine eindeutige Differenzierung der unbehandelten aplastischen Anämie anhand der Relaxationszeit T1 gegenüber der Altersnorm ist möglich. Unter Therapie treten kleine Herde von geringer Signalintensität im Fettmark der Röhrenknochen auf, die Inseln aktiven hämatopoetischen Marks repräsentieren (Kaplan et al. 1987).

Hinter dem klinischen Syndrom der *Panzytopenie* können sich eine Vielzahl von klinischen Krankheitsbildern, u. a. die aplastische Anämie, maligne Lymphome, der M. Paget und Knochenmetastasen verbergen. In Fällen unklarer oder widersprüchlicher Biopsiebefunde ist es mit Hilfe der MRT möglich, Aplasien von myeloproliferativen Syndromen und anderen, das normale Knochenmark verdrängenden Erkrankungen zu trennen (Negendank u. Sensenbrenner 1989).

4.4.3 Sichelzellanämie

Die MR-tomographisch zu erkennenden Veränderungen beruhen auf der Hyperplasie des Knochenmarks, der Infarzierung von Knochenanteilen sowie auf Begleiterkrankungen (Osteomyelitis, septische Arthritis).

Die Hyperplasie hämatopoetischen Marks führt im Stammskelett und in den peripheren Röhrenknochen (einschließlich Tibia) zu einer Signalminderung im T1- und T2-gewichteten Bild. Die Epiphysen bleiben ausgespart. Akute Knocheninfarkte können als irreguläre Signalsteigerungen im T2-gewichteten Bild speziell in den Röhrenknochen abgegrenzt werden (Rao et al. 1986).

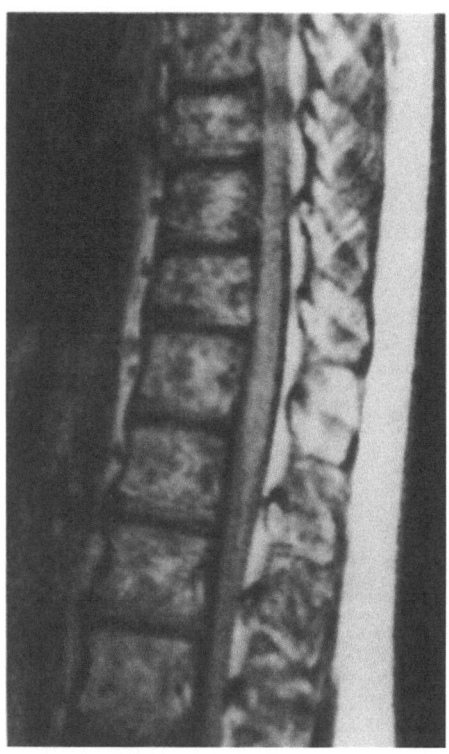

Abb. 4.14. Aplastische Anämie. 16 J., m. Auffällige fleckige Darstellung des Wirbelsäulenknochenmarks. Für das Alter des Patienten ungewöhnlich hoher Fettmarkanteil (SE, TR 500 ms, TE 30 ms)

4.4.4 Chronisch myeloproliferative Erkrankungen

Zu diesen gehören die *chronische myeloische Leukämie* (vgl. auch 4.1.2), die *myeloische Metaplasie mit idiopathischer Myelofibrose,* die *Polycythämia vera* und die *idiopathische Thrombozythämie.* Die Myelofibrose bzw. Myelosklerose wird heute als sekundäres Phänomen angesehen, das bei allen myeloproliferativen Erkrankungen, wenn auch in unterschiedlicher Ausprägung, auftritt.

Die bisherigen Erfahrungen mit der Relaxometrie an der Wirbelsäule in dieser Erkrankungsgruppe belegen, daß, wie bei den übrigen infiltrativen Knochenmarkprozessen, eine deutliche Verlängerung der Relaxationszeit vorliegt. Die T2-Zeit weist keine wesentliche Veränderung gegenüber der Norm auf (Smith et al. 1989). Die Verlängerung der T1-Zeit reflektiert den Gehalt an Zellen und den Anteil fibroblastischen Gewebes; je länger die T1-Zeit, desto geringer der Gehalt an Fettmark (Smith et al. 1989). Eine auf der Relaxometrie beruhende Quantifizierung der MR-Ergebnisse erlaubt keine Differenzierung der einzelnen Krankheitszustände. Dies gilt gleichermaßen für die Beurteilung des Musters der Signalminderung. Bei der *Osteomyelofibrose* fanden wir in der Regel diffus-homogene Signalminderungen des gesamten Stammskeletts. Die Femora waren unterschiedlich, teilweise inhomogen befallen. Die Epiphyse fand sich häufiger mitbeteiligt als ausgespart.

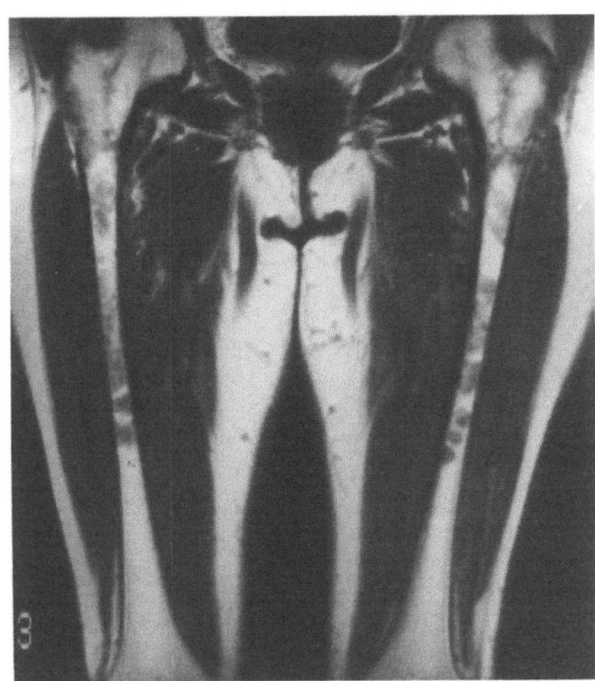

Abb. 4.15. Polycythämia vera. 60 J., w. Inhomogenes, fleckiges Muster der Signalminderung in der Femurdiaphyse, geringer auch in den proximalen Abschnitten. Es handelte sich um hämatopoetisch aktive Herde, wie die gleichzeitig durchgeführte Knochenmarkszintigraphie zeigte (nicht abgebildet). (SE, TR 500 ms, TE 30 ms)

Bei der *Polycythämia vera* überwog in den Femora das fleckig-inhomogene Muster der SI-Minderung (Abb. 4.15).

Bei der *essentiellen Thrombozythämie* liegen nur eigene Einzelbeobachtungen vor, in denen fleckig-inhomogene Signalminderungen zur Darstellung kamen.

4.4.5 Mastozytose

Die Mastozytose ist eine Erkrankung des retikuloendothelialen Systems und durch eine diffuse oder fokale Proliferation von Mastzellen in unterschiedlichen Organen (u. a. Knochenmark) gekennzeichnet. Histologisch finden sich im Knochenmark neben Mastzellen regelmäßig eine Myelofibrose und Übergänge in die Myelosklerose.

Die Mastozytose ist MR-tomographisch durch eine Signalminderung im T1- und T2-gewichteten SE-Bild charakterisiert. Unsere Erfahrungen belegen, daß es kein einheitliches Muster der Signalminderung bei der Mastozytose gibt. Alle Übergänge von geringen fleckigen Signalminderungen über ausgeprägte fleckige bis zu diffus-homogenen Veränderungen kommen zur Abbildung (Abb. 4.16).

4.4.6 Morbus Gaucher

Umfassende Erfahrungen mit der MRT von Speicherkrankheiten liegen noch nicht vor. Untersucht wurden Patienten mit M. Gaucher (Rosenthal et al. 1986). Der M. Gaucher ist durch eine Akkumulation von Kerasin in den Zellen des RES

134 MRT von Knochenmarkerkrankungen

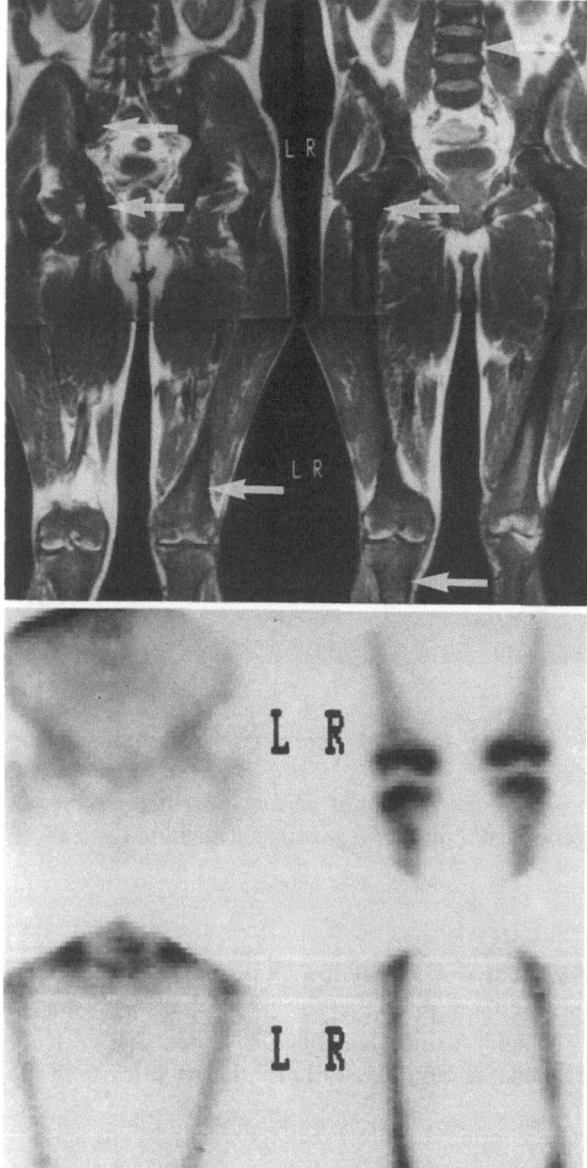

Abb. 4.16a, b. Mastozytose. 48 J., m. **a** Diffuse Signalminderung des Knochenmarks *(Pfeile)* bis auf kniegelenknahe Anteile (SE, TR 500 ms, TE 30 ms). **b** Die Knochenmarkszintigraphie mit ^{99m}Tc-markierten Nanokolloiden zeigt eine diffuse Ausbreitung des RES. Damit ist eine Myelofibrose auszuschließen

und damit auch im Knochenmark gekennzeichnet. Histologisch finden sich im Knochenmark dichte Ansammlungen von Lymphozyten, Histiozyten und Gaucher-Zellen (große Retikulumzellen).

Es liegt ein fleckiges oder homogenes Muster der Signalminderung im T1-gewichteten SE-Bild vor. Das Stammskelett ist bevorzugt homogen befallen. An den Röhrenknochen sind die Epiphysen in der Regel scharf abgesetzt und von normalem Signal. Die proximalen Abschnitte der Extremitäten sind stärker betroffen als die distalen, was auf die zentrifugale Ausbreitung der Erkrankung hinweist. Im T2-gewichteten SE-Bild handelt es sich ebenfalls um signalarme Areale.

4.4.7 Hämosiderose

Da der Körper überschüssiges Eisen nicht ausscheiden kann, kommt es als Folge von jahrelangen Bluttransfusionen zu Ablagerungen von Eisen in Form von Ferritin und Hämosiderin. Betroffen sind vor allem Leber, Milz, Pankreas und Knochenmark. Hämosiderin ist eine weniger komplexe Form des Ferritinproteins. Eisen in den Parenchymen wird vor allem als Ferritin abgelagert, während die retikuloendothelialen Kupferzellen in erster Linie Hämosiderin enthalten (Braasch et al. 1984).

Signalverhalten und Morphologie

Die in Ferritin und Hämosiderin enthaltenen Eisenoxide wirken paramagnetisch und führen zu einer Verkürzung der T1- und T2-Relaxationszeit. Aufgrund der relativ hohen Dosis der Eisenoxide im Knochenmark bei Patienten mit Hämosiderose überwiegt der T2-Effekt, und das Knochenmark ist sowohl im T1 als auch im T2-gewichteten SE-Bild fast signallos. Da in den von uns beobachteten Fällen die Signalintensität auch in T1-gewichteten Bildern deutlich geringer war als die der Muskulatur und es sich um einen homogenen Signalabfall im Knochenmark der Röhrenknochen handelte, ließ sich die Diagnose in diesen Fällen eindeutig stellen. Es ist jedoch zu erwarten, daß das Ausmaß der Signalveränderung in Abhängigkeit von der Konzentration des abgelagerten Eisens sehr unterschiedlich sein kann. Dieser Zusammenhang ist in vertiefter Form noch nicht untersucht worden.

4.5 Knochenmarkveränderungen nach Radiatio

Nach Radiatio kommt es im Bereich des Knochenmarks regelmäßig zu einer Substitution des hämatopoetischen Marks durch Fettmark. In Abhängigkeit von der Dosis kann *histologisch* schon nach 3-5 Tagen eine völlige Umwandlung des roten Marks in Fettmark beobachtet werden.

4.5.1 Morphologie und Signalverhalten

Die überwiegende Mehrzahl der Patienten zeigt nach Radiatio eine generalisierte und homogene Signalsteigerung. Die Grenze zum unbestrahlten Knochenmark ist scharf (Abb. 4.17). Diese Veränderungen sind in der Regel - in Abhängigkeit von Dosis und Fraktionierung - spätestens 3 Monate nach Beginn der Radiatio zu beobachten und nicht reversibel. Verlaufsuntersuchungen von Yankelevitz et al. (1989) belegen, daß die Signalsteigerung im T1-gewichteten SE-Bild schon früher,

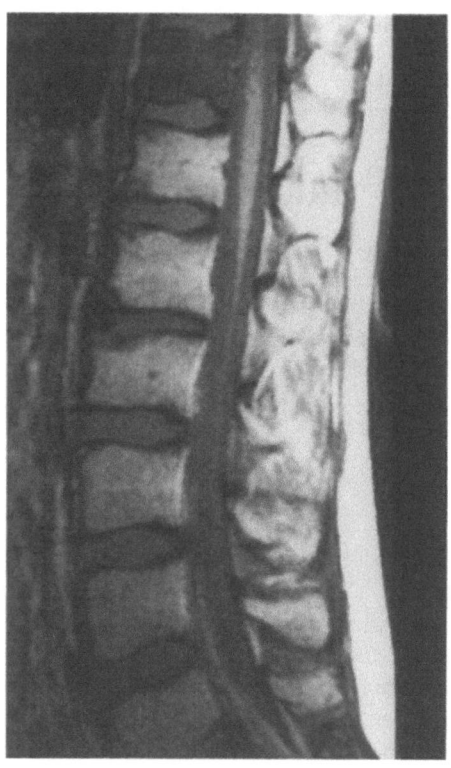

Abb. 4.17. Zustand nach Radiatio eines Neuroblastoms. 16 J. Die Grenze zwischen bestrahlten, signalreichen und den übrigen Wirbelkörpern ist scharf. Der leichte Signalabfall nach kaudal ist durch die Verwendung einer Oberflächenspule bedingt (SE, TR 500 ms, TE 30 ms)

etwa ab der 2. Woche nach Therapie beginnen und nach 6 Wochen ein erstes Maximum zeigen kann. Danach erfolgt noch ein geringer und langsamer Anstieg der Signalintensität innerhalb eines Jahres nach Radiatio.

Bei malignen Lymphomen kann die Signalsteigerung zweifelsohne auch langsam erfolgen. Eigene Beobachtungen und Mitteilungen in der Literatur (Jahre et al. 1988) zeigen zudem, daß bei einer begrenzten Anzahl *junger* Patienten mit dem Zustand nach Radiatio von malignen Lymphomen im bestrahlten Knochenmark der Wirbelsäule zusätzlich signalarme Bezirke nachzuweisen sind, die zu einem inhomogenen Bild führen. Diese Befunde ließen in unserem Patientengut an einen Rezidivtumor denken, obwohl die Patienten in allen Fällen klinisch und im weiteren Verlauf unauffällig blieben. Es ist zu vermuten, daß es hier zu einer Reaktivierung der Hämatopoese gekommen ist oder daß es sich um fibrotische Reste handelt.

Ein diagnostisches Problem stellen jene Patienten dar, die nach einer Bestrahlung mit typischer Degeneration größerer Anteile des aktiven Knochenmarks zu Fettmark eine zentrifugale Ausbreitung inhomogener Signalminderungen zeigen. Hierbei kann es sich einerseits um eine (zunehmende) Infiltration handeln, andererseits aber auch um einen kompensatorischen Einsatz des zentral gestörten hämatopoetischen Marks.

4.6 Vorwiegend in das Knochenmark metastasierende Tumoren

4.6.1 Neuroblastom

Unter den soliden Tumoren des Kindesalters weist das Neuroblastom die höchste Disposition zur Skelettmetastasierung auf. Die Knochenmarkmetastasierung geht dabei einer Beteiligung des Knochens selbst voran. In etwa 50% der Fälle liegt zum Zeitpunkt der Diagnosestellung eine Knochenmarkinfiltration vor. Bei nur einseitiger Beckenkammbiopsie ist von einer Rate von 10% falsch-negativen Befunden auszugehen (Franklin u. Pritchard 1983).

Signalverhalten und Morphologie

Initial vor Therapie
Im T1-gewichteten SE-Bild ist eine homogene Signalminderung der Wirbelkörper festzustellen. Je nach Ausprägung der Metastasierung ist die Signalminderung in den Röhrenknochen inhomogen-fleckig oder diffus-homogen. Im T2-gewichteten

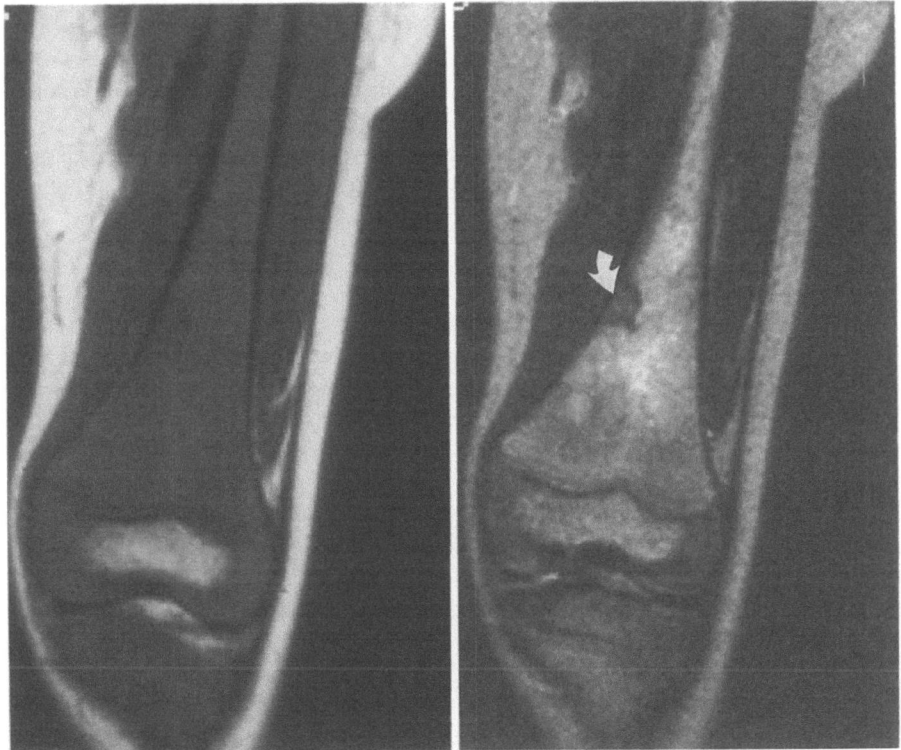

Abb. 4.18 a, b. Diffuse Knochenmarkmetastasierung bei Neuroblastom, 8 J., w. **a** Diffuse Signalminderung im T1-betonten Bild, mit Ausnahme von Fettmarkresten in den Epiphysen. **b** Die Signalanhebung im T2-betonten Bild (TR 2000 ms, TE 90 ms) zeigt einen hohen Wassergehalt an. Ein „reines" T2-Bild erlaubt eine bessere Differenzierung zwischen Fettmark und Wasser (vgl. Abb. 4.1). Als Nebenbefund ist in der Femurmetaphyse ein fibröser Kortikalisdefekt nachzuweisen *(Pfeil)*

Bild sind die befallenen Knochenmarkabschnitte überwiegend signalarm, entsprechend einer zum normalen Knochenmark verkürzten T2-Zeit. In den distalen Abschnitten des Femurs beobachteten wir auch einen Fall mit inhomogenen Signalsteigerungen (Ödem?!) (Abb. 4.18).

Nach Therapie
Bei Patienten in klinischer Vollremission kommt es nach unserer Erfahrung nicht zu einer Normalisierung des Knochenmarksignals. In der *Wirbelsäule* sind im T1- und T2-gewichteten Bild signalarme Areale abzugrenzen, die rezidivverdächtig erscheinen und zu einem sehr inhomogenen Signal in der Wirbelsäule führen. Im proximalen und mittleren *Femur* sind ebenfalls inhomogene Signalminderungen zu erkennen. Diese Veränderungen sind weniger ausgeprägt und eher feinfleckig bis in die distale Femurmetaphyse zu verfolgen. Es ist bis jetzt unklar, ob es sich um Residuen oder reaktive Veränderungen handelt.

Der Nachweis signalarmer, umschriebener Residuen in der *Wirbelsäule* nach Chemotherapie von Neuroblastomen im Stadium IV läßt zwei Interpretation zu:

1) Es handelt sich evtl. um Ablagerungen von Eisen entweder im RES oder in Tumor(rest)zellen. Bekanntermaßen läßt sich in aus dem Knochenmark gewonnenen Neuroblastomzellen Ferritin direkt nachweisen. Die Zellen sezernieren Ferritin; in fortgeschrittenen Tumorstadien mit größerer Tumormasse sind die Ferritinspiegel im Serum erhöht (Potaznik et al. 1985).
2) Es ist bekannt, daß Neubolastomzellen im Knochenmark mit einer ausgeprägten Stromareaktion (Retikulinfasern) einhergehen (Franklin und Pritchard 1983), die für das Signalverhalten verantwortlich gemacht werden kann.

Differentialdiagnose und klinische Wertigkeit

Eine sichere Abgrenzung des Knochenmarkbefalls beim Neuroblastom gegenüber anderen Knochenmarkerkrankungen ist nicht möglich. Die signalreichen Areale im T2-gewichteten Bild der distalen Röhrenknochen müssen an Knocheninfarkte in den frühen Stadien denken lassen, wie sie nicht selten auch bei der Sichelzellanämie gesehen werden.

Metaiodobenzylguanidin(MIBG)-Szintigramme und die Beckenkammbiopsie sind derzeitiger Standard der Diagnostik des Knochenmarkbefalls beim Neuroblastom. Neueste Studien zeigen jedoch, daß die MRT sowohl dem MIGB-Szintigramm als auch der Knochenbiopsie überlegen zu sein scheint (Olliff et al. 1989), da die MIGB-Szintigraphie von der hormonalen Aktivität des Tumors abhängig ist. Sicher ist, daß nach einer Therapie die Diagnose eines Knochenmarkrezidivs ausgesprochen schwierig sein kann, da die Abgrenzung zu reaktiven Knochenmarkveränderungen und zu Neuroblastomresiduen (s. oben) nicht immer sicher gelingt.

Literatur

Bartl R, Frisch B, Burkhardt R, Huhn D, Pappenberger R (1982) Assessment of bone marrow histology in Hodgkin's disease: correlation with clinical factors. Br J Haematol 51: 345

Bartl R, Frisch B, Burkhard R et al. (1984) Lymphoproliferations in the bone marrow: identifications and evolution, classification and staging. J Clin Pathol 37: 233

Benz-Bohm G, Gross-Fengels W, Bohndorf K, Gückel C, Berthold F (1990) MRI of the knee region in leukemic children. Part II. Follow-up: responder, non-responder, relapse. Pediatr Radiol 20: 272

Bohndorf K, Benz-Bohm G, Gross-Fengels W, Berthold F (1990) MRI of the knee in leukemic children. Part I. Initial pattern in patients with untreated disease. Pediatr Radiol 20: 179

Braasch RC, Wesbey GE, Gooding CA, Koerper MA (1984) Magnetic resonance imaging of transfusional hemosiderosis complicating thalassemia major. Radiology 150: 767

Coller BS, Chabner BA, Gralnick HG (1977) Frequencies and patterns of bone marrow involvement in Non-Hodgkin lymphoma: observations on the value of bilateral biopsies. Am J Pathol 3: 105

Deutsch Al, Mink JH, Rosenfeldt FP, Waxmann AD (1989) Incidental detection of hematopoietic hyperplasia on routine knee MR imaging. AJR 152: 333

Franklin JM, Pritchard (1983) Detection of bone marrow invasion by neuroblastoma is improved by sampling at two sites with both aspirates and trephine biopsies. J Clin Pathol 36: 1215

Frühwald FXY, Tscholakoff D, Schwaighofer B et al. (1988) Magnetic resonance imaging of the lower vertebral column in patients with multiple myeloma. Invest Radiol 23: 193

Gerard EL, McKinstry RC, Ferry JA et al. (1989) Bone marrow changes during treatment for acute leukemia: assessment with quantitative MR chemical shift imaging. Radiology 173 (p): 167

Jahre C, Sze G, Krol G, Zimmerman RD, Deck MDF (1988) Temporal and signal characteristics of marrow radiation changes on MR imaging. Radiology 169 (p): 101

Kaplan PA, Asleson RJ, Klassen LW, Dugan MJ (1987) Bone marrow patterns in aplastic anemia: observations with 1,5T MR imaging. Radiology 164: 441

Linden A, Zankovich R, Theissen P, Diehl V, Schicha H (1989) Malignant lymphoma: bone marrow imaging versus biopsy. Radiology 173: 335

Linden A, Theissen P, Schauerte G, Diehl V, Schicha H (1989) MR bei Knochenmarkprozessen. Nuklearmediziner 5: 321

Moore SG, Gooding CA, Brasor RC et al. (1986) Bone marrow in children with acute lymphocytic leukemia: MR relaxation times. Radiology 160: 237

Munz DL (1984) Knochenmarkszintigraphie: Grundlagen und klinische Ergebnisse. Nuklearmediziner 7: 251

Negendank WG, Sensenbrenner LL (1989) MR imaging of bone marrow in pancytopenic syndrome. Radiology 173 (p): 408

Nyman R, Rehn S, Glimelius B et al. (1987) Magnetic Resonance Imaging in diffuse malignant bone marrow diseases. Acta Radiol [Diagn] 28: 199

Olliff JFC, Moyes JSE, Pinkerton CR et al. (1989) MR imaging of the marrow in patients with neuroblastoma: comparison with MIGH szintigraphy and marrow samples. Radiology 173 (p): 243

Olson DO, Shields AF, Scheurich CJ et al. (1986) Magnetic resonance imaging of the bone marrow in patients with leukemia, aplastic anemia and lymphoma. Invest Radiol 21: 540

Pieters R, Van Brenk AI, Veerman AJP et al. (1987) Bone marrow magnetic resonance studies in childhood leukemia. Cancer 60: 29994

Potaznik D, De Sousa M, Helson L et al. (1985) Ferritin in neuroblastoma. Impact of tumorload and blood transfusions. Cancer Invest 3: 327

Rao VM, Fishman M, Mitchel DG et al. (1986) Painful sickle cell crisis: bone marrow patterns observed with MR imaging. Radiology 161: 211

Reske SN, Karstens JH, Gloeckner D et al. (1989) Radioimmunoimaging for diagnosis of bone marrow involvement in breast cancer and malignant lymphoma. Lancet II: 299

Rosenthal DI, Scott JA; Barranger J et al. (1986) Evaluation of Gaucher disease using magnetic resonance imaging. J Bone Joint Surg [Am] 68, 802

Smith SR, Williams CE, Davies JM, Edwards RHT (1989) Bone marrow disorders: characterization with quantitave MR imaging. Radiology 172, 805

Thomsen C, Sorensen PG, Karle H et al. (1987) Prolonged bone marrow T1-relaxation in acute leucemia: in vivo tissue characterization by magnetic resonance imaging. Magn Res Imag 5: 251

Uehlinger E (1952) Die Skelettveränderungen bei Leukämie. ROFO 77: 265

Vogler III JB, Murphy WA (1988) Bone marrow imaging. Radiology 168: 679

Yankelevitz D, Henschke CI, Chu F et al. (1989) Serial MR imaging evaluation of effects of radiation therapy on bone marrow and liver. Radiology 173 (p): 274

Sachverzeichnis

Abszeß 9, 77
Aggressive Fibromatose 31
Aplastische Anämie 130
Artefakte
  an Grenzflächen 14
  am Knorpel 12

Bandscheibe
  und Gradientenechosequenzen 15
  physiologische Alterung 15
Bursa 34

Chemical Shift
  Artefakt 17, 95
  Imaging 1
Chondroblastom 57
Chondrom 57
Chondrosarkom 34, 55
Chordom 58

Desmoid 31

Empyem 43
Enchondrom s. Chondrom
Endometriose 33
Eosinophiles Granulom 61
Ewing Sarkom 58
Exostose, kartilaginäre s. Osteochondrom

Femurkopfnekrose
  Signalverhalten 85
  Verlauf 90
Fett
  Relaxationszeit 2
  Signal 2, 9
Fettinsel 5
Fibrom 29
  nicht-ossifizierendes 61
Fibröse Dysplasie 61
Fraktur
  am Kniegelenk 108
  Streßfraktur 109–110
  Wirbelkörper 108

Gadolinium-DTPA
  und Knochentumoren 65–67
Ganglion 34

Hämangiom 28, 62
  Rezidiv 39
Hämosiderin 23, 135
Histiozytom, malignes fibröses 36
Histiozytosis X 61

Knocheninfarkt
  Signalverhalten 99
  nach Steroiden 99
Knochenmark
  Rekonversion 130
  Signal 4, 5, 9
Knochentumoren
  Artdiagnose 68
  extraossärer Anteil 54
  und FLASH-Sequenzen 54
  und Gd-DTPA 54, 65–67
  intraossäre Ausdehnung 54
  Staging 69
  Verlaufskontrolle 70
Knochenzyste 58
  aneurysmatische 59
Knorpel
  und Gradientenechosequenzen 12, 13
  Signalintensität 12
Kollagen 15
Kontrastmittel s. Gd-DTPA
Korrelationszeit 2
Kortikalisdefekt, fibröser s. Fibrom, nicht-ossifizierendes

Lamorfrequenz 2
Leiomyosarkom 36
Leukämie
  und Osteonekrosen 118
  Signalverhalten bei Erwachsenen 120
    bei Kindern 116–118
  Verlaufskontrolle 118, 121
Lipom 29, 58

Liposarkom 34
Lymphom (Weichteile) 36

Maligne Lymphome s. M. Hodgkin
Marködem, transientes 105
Mastozytose 133
Metastasen 36, 73-74
M. Gaucher 133-135
M. Hodgkin
  Signalverhalten 122-125
  Verlaufskontrolle 125-126
M. Paget 111-113
M. Perthes
  Signalverhalten 91-92
Muskel
  Signalintensität 9, 11
Muskelriß 48
Muskelverletzung 48
Myasthenie 45
Myelofibrose 132
Myeloproliferative Erkrankungen 132
Myopathie 45
Myositis 47-48
  proliferative 32

Narben 9, 29, 49
Neurinom/Neurofibrom 34
Neuroblastom 137-138
Non-Hodgkin-Lymphome s. M. Hodgkin

Ödem 8, 9
  peritumorales 54, 55
Osteoblastom 55
Osteochondrom 57
Osteochondrosis dissecans
  nach Refixation 98
  Signalverhalten 95
Osteogenesis imperfecta 111
Osteomyelofibrose 121, 132
Osteoid Osteom 55
Osteomyelitis
  akute 74
  chronische 76
  Verlauf 77, 80
Osteosarkom 34, 54, 55
Osteosynthesematerial 19

Paget s. M. Paget
Perthes s. M. Perthes
Palakoskugeln 17
Plasmozytom
  Signalverhalten 127
Polyzythämia vera 132, 133
Proteine 8
Pyomyositis 48

Reflexdystrophie 102
Relaxationszeit
  normales Gewebe 3
  Wasser 8
Rezidiv
  bei Knochentumoren 64-65, 68
  bei Weichteiltumoren 38
Rhabdomyosarkom 36
Riesenzelltumor 58

Schwannom, malignes 36
Sichelzellanämie 131
Signalintensität
  Knochenmark, normal 4
  Röhrenknochen 8
Spondylodiszitis, pyogene 81
Spondylitis, tuberkulöse 83
Suszeptibilitätsartefakte 17, 19
Synovia 9
Synovialitis, pigmentierte villonoduläre 36
Synovialom 38

Tendosynovitis 44
Transitorische Osteoporose
  Ätiologie 103
  Signalverhalten 103-105
Truncationartefakt 15

Weichteiltumoren
  und FLASH-Sequenzen 27
  und Gd-DTPA 21
  und Gradientenechosequenzen 21
Weichteilsarkome
  Besonderheiten 27

Zyste 9, 34

J. Freyschmidt, Bremen; **H. Ostertag,** Hannover

Knochentumoren
Klinik, Radiologie, Pathologie

1988. IX, 751 S. 558 Abb. in 1448 Teilbildern. Geb. DM 680,–
ISBN 3-540-17644-6

Röntgenbefund und sich in ihm widerspiegelnde pathologische Anatomie sind neben dem klinischen Bild die wichtigsten Säulen, auf denen die Diagnostik von Knochengeschwülsten und geschwulstähnlichen Läsionen beruht. Radiologen und Pathologen stellen in diesem Buch Klinik, Radiologie und Histologie der verschiedenen Knochenläsionen am Gliedmaßen- und Achsenskelett umfassend und synoptisch dar.

Das umfangreiche Material resultiert aus einer fünfzehnjährigen interdisziplinären Zusammenarbeit. In einem einleitenden Kapitel werden die verschiedenen radiologischen (konventionelles Röntgenbild, CT, Kernspintomographie, Angiographie, transkutane Biopsie) und histologischen Untersuchungstechniken und ihre Wertigkeit beschrieben. Der radiologischen Befundungsmethodik von Knochengeschwülsten u. a. mit Hilfe der Lodwick-Graduierung und einem neueren Staging-System für Knochengeschwülste werden eigene Kapitel gewidmet. Im speziellen Teil des Buches erfolgt die Darstellung der einzelnen benignen und malignen Knochengeschwülste in einer systematischen Untergliederung in ihre Häufigkeit, Lokalisation, Alters- und Geschlechtsprädilektion, Klinik und Prognose, Histologie, Radiologie und Differentialdiagnose. Besonders die unter den Knochengeschwülsten und tumorähnlichen Läsionen häufig vorkommenden Entitäten sind mit einem umfassenden Bildmaterial ausgestattet, um dem breiten Spektrum ihrer Morphologie gerecht zu werden.

Durch das Verständnis klinischer, radiologischer und pathologisch-anatomischer Befunde werden Diagnostik und Therapie der Skelettläsionen sehr erleichtert. Die synoptische Art der Darstellung macht dieses Buch für alle Disziplinen, die sich mit Knochentumoren befassen, zu einem idealen Nachschlagewerk.

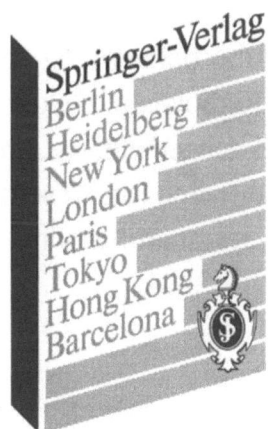

K. Rieden, Universität Heidelberg

Knochen-metastasen

Radiologische Diagnostik, Therapie und Nachsorge

1988. XI, 152 S. 49 Abb. 41 Tab. Brosch. DM 98,–
ISBN 3-540-19062-7

Gestützt auf ein umfangreiches Patientenkollektiv gibt die Autorin in ihrem Buch einen differenzierten Überblick über Pathogenese, Diagnose, Therapie und Nachsorge bei ossären Metastasen.
Die Möglichkeiten und Grenzen aller – auch neuester – bildgebender Verfahren werden analysiert, Indikationen und Ergebnisse der Radiotherapie – konventionelle Fraktionierungsschemata und akzelerierte Bestrahlung – ausführlich erörtert und mit den Ergebnissen anderer Autoren verglichen.
Ziel ist die Entwicklung eines sinnvollen und effektiven Vorgehens zur Abklärung und Behandlung von Knochenmetastasen. Radiologen, Onkologen und Ärzte aller Fachgebiete, die Krebspatienten betreuen, erhalten mit diesem Buch eine wichtige Orientierungshilfe.

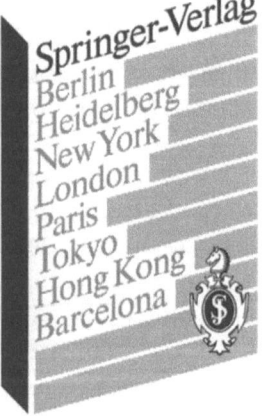

MIX
Papier aus verantwortungsvollen Quellen
Paper from responsible sources
FSC® C105338

If you have any concerns about our products,
you can contact us on
ProductSafety@springernature.com

In case Publisher is established outside the EU,
the EU authorized representative is:
**Springer Nature Customer Service Center GmbH
Europaplatz 3, 69115 Heidelberg, Germany**

Printed by Libri Plureos GmbH
in Hamburg, Germany